내 몸을 위한
한방생활레슨

내 몸을 위한 한방생활레슨

초판 1쇄 발행 | 2015년 6월 10일

지은이 | 이중희

발행처 | 이너북
발행인 | 김청환

책임편집 | 맹한승

등록번호 | 제 313-2004-000100호
등록일자 | 2004. 4. 26.

주소 | 서울시 마포구 독막로 27길 17(신수동)
전화 | 02-323-9477, **팩스** 02-323-2074
이메일 | innerbook@naver.com

ISBN 978-89-91486-81-2   13510

ⓒ 이중희, 2015

https://www.facebook.com/innerbook
http://blog.naver.com/innerbook

- 본사의 서면 허락 없이는 어떠한 형태나 수단으로도
  이 책의 내용을 이용할 수 없습니다.

- 책값은 뒤표지에 있습니다.
- 잘못된 책은 구입하신 서점에서 바꿔 드립니다.

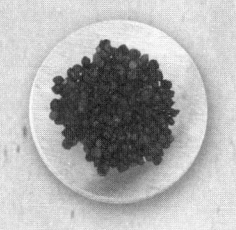
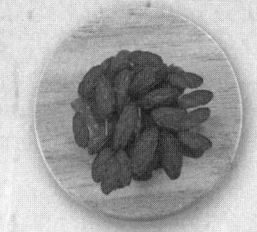

내 몸을 위한
한방생활레슨

이중희 지음

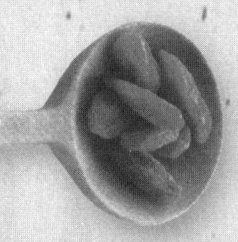
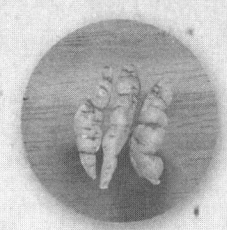
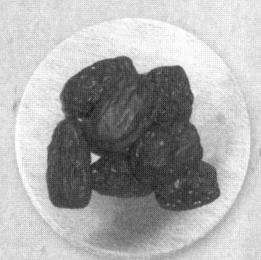
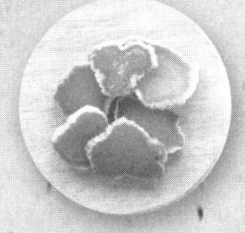
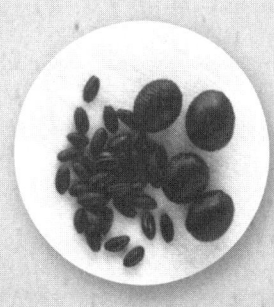

이너북 Life

| 추천사 |

한약재 시장에서 몸소 터득한
약학 지식을 집대성한 생활한방 필독서

　인간이 얻게 된 모든 새로운 힘은 동시에 인간을 지배하는 힘이다. 인간은 진보할 때마다 더 강해지면서 동시에 더 약해진다. 모든 승리에서 인간은 개선장군이면서 동시에 개선행렬을 뒤따르는 포로이다. 단군 이래 민족의학으로 면면히 이어 내려온 동양의학은 찬란한 전통과 유구한 역사를 가지고 우리 민족의 질병치료와 국민건강을 위한 발전을 이어왔다. 이러한 민족의학의 역사적 배경을 고찰 정리함은 동양의학의 뿌리를 알고 본질을 확인할 수 있게 함으로써 민족의학의 가치는 물론 우리나라의 한약의 주체성을 확보하는 데 보탬이 될 것이다. 고조선시대부터 살펴보면, 우리나라에서 의료 활동의 시초를 알려줄 만한 문헌적인 기록은 없으나 우리 민족 속에 뿌리박힌 단군신화에는 쑥과 마늘이 질병 치료에 사용되었다는 기록을 찾을 수 있고, 돌침[石鍼]에 대해서도 중국고서 《산해경(山海經)》에는 "고씨의 산에는 옥(鈺)이 많고 그 아래에는 돌침이 많다."라고 기록함으로써 돌침의 소산지는 조선이라는 것을 암시하고 있다. 삼국시대에는 고구려, 백제, 신라가 정립하여 존속한 700여 년 기간에 우리나라 경제, 문화, 과학의 높은 수준과 더불어 인삼(人蔘)을 비롯한 많은 우리나라 한약재가 중국에도 널리 수출되어 평가되었는데, 특히 신라의 우황(牛黃)이 유명하여 당나라의 요구로 우황을 수십 근씩 수출하였다는 기록이 있다. 백제는《백제신집(百濟新集)》이라는 우리나라 최초의 한약의 본초학을 편집하였다. 이렇게 많은 한약재를 기초로 해서 한 권의 책으로 엮어서 얼마나 심혈을 기울였을까 하는 생각이 든다. 한 권의 책을 놓고 편안하게 가정 상비책으로 활용한다면 아주 좋은 내용들이다. 항상 바쁘게 살아가는 모습에 감동하면서도 두 번째 책을 내는 모습을 보니 한편으로는 놀랍고 한편으로는 반갑기 그지없다.

 저자는 학술의 전당에서 연구한 경험과 수십 년 동안 한약방 경영에서 모은 동양의학 자료와 한약재 시장에서 몸소 터득한 약학 지식들을 이 책에 실었다. 지식이 승(承)한 사람은 곡학아세(曲學阿世)로 넘쳐 나고 경험이 옅은 사람은 대책 없는 사이비(似而非)로 빠지기 십상이다. 이 박사의 글에선 적당한 지적 숙련과 소탈한 문체의 단아함이 살아 있다. 저자의 그 넉넉하고도 성실한 생활 태도가 책 속에 그득히 담겨 있는 것 같아 잘 빚은 청주마냥 그윽하고 향기롭게 나타나 있다 보니 필독서 반열에 올랐음을 확인할 수 있다.

하루아침에 열매를 맺는 나무는 없다. 좋은 나무가 되고 달콤한 열매를 맺기 위해서는 지독한 비바람을 견뎌내고 가뭄과 홍수를 참아야 하듯 성공 역시 마찬가지다. 이 세상에 고통 없는 성공 없고 노력 없는 성공 없다. 성공한 사람들을 보면 쉽게 그 자리에 오른 것 같지만 절대로 그렇지 않다. 그 자리에 오기까지는 남들이 모르는 피와 땀을 흘리며 고통의 시간을 참고 견뎠다. 더 나은 삶을 원한다면 현재의 환경을 벗어나 목적을 품고 달려야 한다. 출발하게 만드는 힘은 동기이고 계속 나아가게 만드는 힘은 습관이다.

김성태 교수(인제대학교 글로벌국제통상학부 교수)

|머리말|

백 가지 음식에 백 가지 한약의 효과가 있다

　우리는 건강에 대한 모든 것을 이해하고 싶어 한다. 그러기 위해서 우리는 오늘도 최선의 노력을 다하고 있다.
　이 세상 무엇 하나 저 홀로 이루어지지 않는다고 생각한다. 무한한 우주 속에서 찰나의 시간과 공간 속에 함께 머뭄의 인연을 소중히 생각하면서, 책은 인생이라는 긴 강을 건너는 지혜의 뗏목이라는 생각을 한다. 자신을 위해 살기보다 남을 위한 마음이 있어야 길을 바로 갈 수 있다. 그러기에 지혜의 보고인 뗏목을 없애선 안 된다. 30여 년 동안 한약업을 하면서 후학양성에 심혈을 기울이다, 필자는 건강하게 살기를 원하는 사람들에게 전해주고 싶은 것이 많았다. 그리하여 동양의학에 천학비재(淺學菲才)함에도 책으로 몇 자 엮어 보았다. 동양의학에서 자주 쓰는 한 구절을 인용하자면 식약

동근(食藥同根)이라는 말이 있다. 이 말은 백 가지 음식에 백 가지 한약의 효과가 있다는 의미로 음식재료의 소중함을 잘 표현한 구절이다. 또한 서양의학의 시조라는 히포크라테스는 음식으로 치료하지 못하는 병은 약으로도 치료하기 어렵다고 설파했고, 치료를 위해 식품을 이용하여 식품이 훌륭한 약이 될 수 있다는 것을 미리 깨우쳤다.

동양의학에서는 이보다 훨씬 먼저 병을 다스리는데 약보다 음식을 중요하게 생각하였다. 주나라 때 이미 의료제도에 식의(食醫)라는 의사를 두었는데, 식의는 음식으로 건강을 지키고 질병을 예방했으며 병에 걸리면 먼저 음식으로 치료했다고 한다.

동양의학의 원조인 중국에서는 일찍이 신농황제(神農黃帝) 이래 약은 초근목피실자(草根木皮實子)로서 근본을 삼았다고 해 나온 말이 본초학(本草學)이며, 본초의 명저《본초강목(本草綱目)》은 중국 명나라 이시진(李時珍)이 집대성한 것이며, 한국에서는 조선 선조 때 의성 허준(許浚)이 어명으로 편찬한《동의보감(東醫寶鑑)》이 그 식의의 진가를 증명해주고 있다. 어떠한 치료보다 식의를 존중하는 이유는 식이치병(食餌治病)이 동양의학의 원리에 바탕을 두고 있기 때문이다.

본 서는 전문적인 의학 치료나 연구 내용이 아닌 일반인들이 알아야 할 동양의학적인 한방상식들이다. 이 한 권의 책이 독자들의 가족과 인생에서 가장 중요한 건강 문제에 조금이나마 도움 되기를 바라는 마음 간절하며, 또한 독자 여러분들과 좋은 인연을 맺었다고 생각하니 감회가 무량하기만 하다.

초여름 서재에서 저자 이 중 희 드림

차례

추천사 … 4
머리말 … 7

1
건강한 삶을 위한 조건

건강한 삶을 위한 조건

건강한 삶을 위한 10가지 수칙 … 19
인간과 자연의 관계 … 22
약에만 의존해선 병을 고칠 수 없다 … 24
건강은 어디에서 오는가? … 27
성인병과 습관병의 원인 … 29
건강과 운동은 어떤 관계인가 … 31
자연식 디톡스 해독(解毒)법을 실천하라 … 33
걷기 운동과 피부건강의 관계 … 36
환절기를 지혜롭게 … 38
현대병의 주범은 비만 … 41
따뜻하면 살고 차가워지면 죽는다 … 43

2

한약 – 알고 먹으면 보약, 모르고 먹으면 독약

우리가 꼭 알아야 할 한약 상식

한약이란 무엇인가 … 49
홍삼을 장기복용하면 부작용도 높다 … 51
보약에 관한 오해와 진실 … 53
경옥고에 대한 상식 … 55
황제의 보약, 공진단(供辰丹)의 상식 … 58
간기능 보호 한약재들 … 61
쌍화차(雙和茶) – 만성피로에 특효약 … 63
동충하초(冬虫夏草) … 65

내 몸과 증상에 맞는 한약

참깨와 하수오 – 머리를 검게 하는 특효약 … 68
녹용 – 우리 몸의 정기와 피를 도와주는 한약 … 72
오미자(五味子) – 갈증과 기침 치료의 특효약 … 74
복령(茯笭) – 심신을 안정시키는 신장에 좋은 약재 … 76
토사자 – 허리병을 낫게 하는 특효약 … 79
갈근(葛根) – 혈관확장작용이 뛰어난 덩굴식물 … 81
은행(白果) – 강장효과가 뛰어난 고급건강식품 … 86
감초(甘草) – 인체에 두루 작용해 약의 독성을 해독하는 중화 약재 … 87
삽주(蒼朮, 白朮) – 발한과 해열에 뛰어난 산야초 … 92
향부자(香附子) – 여성의 생리계통 질환을 진정시키는 방향성 건위약 … 94
익모초(益母草) – 여성의 생리계통 질환에 잘 듣는 생약 … 96

현삼(玄蔘) - 혈압 조절과 혈류 개선에 효과가 있는 야생초 … 98
금은화(金銀花) - 청열해독(淸熱解毒)에 최고인 야생초 … 100
시호(柴胡) - 소간해독(疏肝解毒)의 대표약 … 102

3

동양의학, 병을 예방하는 원인치료의 길

동양의학, 병을 예방하는 원인치료의 길

동양의학과 서양의학의 차이점 … 109
사람의 몸에는 어떤 기(氣)가 흐르는가? … 113
동양의학적 피부미인 관리 … 116
동양의학적 자연 해독의 비밀 … 119
동양의학이 인체에 미치는 영향 … 122

4

약이 되는 음식, 독이 되는 음식

약이 되는 음식, 독이 되는 음식

자연과 맞는 음식 … 129
먹으면 암 예방에 도움이 되는 음식들 … 131
치매 예방에 도움이 되는 식품들 … 133
된장의 노화방지 · 면역력 강화 … 136
소식하고 콩을 많이 먹어라 … 137
콩팥, 13억 중국인의 숨은 강정식 … 140

전통적인 강장제, 마늘(大蒜)의 효능 … 141
체질과 여름 보양식 … 143
우리는 왜 항생제 범벅 치킨을 먹어야 하나 … 147
시원한 맥주와 고기는 통풍을 유발한다 … 150

5
내 몸을 지키는 질병 예방법

고혈압 · 당뇨

콜레스테롤과 고지혈증과의 관계 … 155
당뇨병은 발끝부터 머리끝까지 괴롭힌다 … 157
고혈압은 어떤 병인가 … 159

목 · 관절 · 허리 · 척추 기타 질병

목병은 단순한 것으로 보면 안 된다 … 163
척추측만증, 바른 습관으로 교정된다 … 165
스트레칭 부족으로 비롯된 요통 … 168
디스크는 수술 않고도 치료가 가능한가 … 171
관절 통증을 줄이는 10가지 생활수칙 … 173
장시간의 스트레스가 견비통의 원인이 된다 … 174

배변 문제

건강의 신호등, 대변 이야기 … 176
만성설사 … 178
변비의 유형을 따져라 … 181

과민성 대장증후군 ··· 183

일상 생활에서 생기는 병

질병은 몸의 색으로 말한다 ··· 186
두통의 원인과 결과 ··· 189
뒷목이 뻣뻣해지는 통증 ··· 192
귀에서 자꾸 바람소리가 나는 원인 ··· 194
탈모를 사전에 다스려라 ··· 196
여름철의 땀 예방법 ··· 200

정신병

정신병의 다양한 증상 ··· 203
낙엽과 함께 찾아오는 우울증 ··· 207
급할수록 감정을 다스려라 ··· 209

중년의 건강관리법

뇌졸증의 원인과 관리 ··· 213
간, 심통하게 기운 도와야 건강할 수 있다 ··· 215
전립선에 대한 상식 ··· 218
전립선 비대와 해우소 ··· 220
인체에서 가장 중요한 신장(腎臟) ··· 221
남성들이 유행하는 전립선 비대증은 동절기에 심해진다 ··· 223
갱년기 증후군 ··· 224

피부병

계절과 관계되는 알레르기성 비염 ··· 227
알레르기란 무엇인가 ··· 230

피부 트러블과 잡티 … 232
체질적 여드름 치료 … 233
대상포진 … 235

6

건강한 성생활이 행복한 인생을 만든다

건강한 성생활이 행복한 인생을 만든다

요통과 성관계의 영향 … 241
조루증의 한계 … 243
성생활을 조심하라 … 245
향수에 젖은 남자와 해방구 꿈꾸는 여성 … 246
남성 성기능 장애는 마음부터 안정시켜야 한다 … 249
열애의 중요성 … 251
최고의 웰빙 건강법은 성생활 … 252
노년 문턱의 남성들은 기능장애에 신경써라 … 254
자신의 성능을 스스로 관리하기 … 256

7

여성이 건강해야 자녀가 건강하다

여성이 건강해야 자녀가 건강하다

불임의 정의와 임신을 위한 필수조건 … 261

원인불명의 불임 ⋯ 263
태교법 ⋯ 265
산후조리의 종합 ⋯ 268
산후 비만증 ⋯ 272
냉대하,여성들의 종합적인 옥문병 ⋯ 274
가슴에서 민들레꽃이 핀다 ⋯ 276
어린이 비만과 식탐 ⋯ 278
어린이 성장 장애는, 치료시기를 놓치지 말아야 한다⋯ 281
어린이들의 아토피 피부염 ⋯ 284
어린이들의 정서불안 ⋯ 286
어린이의 성장발달 ⋯ 288
소아들의 야뇨증 ⋯ 290
뼈는 밤에만 자란다 ⋯ 292

1

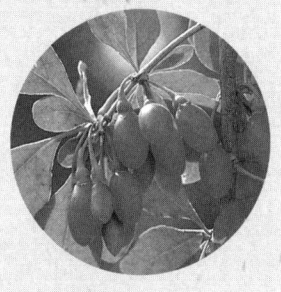

건강한 삶을 위한 조건

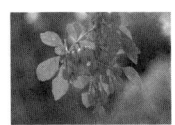

사람은 누구나 '건강하게 살기'를 원한다. 구체적으로 '건강하다'는 건 어떤 상태를 말하는 것일까? 우리는 건강하기 위해서 육체적인 상태뿐만 아니라 정신의 건강에도 신경을 써야 한다.

이 장에서는 우리가 건강하게 살기 위해서 평소 지켜야 할 건강 생활 습관과 '자연 속에서 하나의 유기체'로 살아가는 인간 존재의 의미에 대해서 생각해 보고자 하였다. 결국 인간은 사람 사이의 관계와 운동, 물, 식습관 등을 통해 자연 속에서 건강하고 아름답게 나누며 살 때 진정한 '건강한 삶'에 이를 수 있음을 알게 된다.

건강한 삶을 위한 조건

 건강한 삶을 위한 10가지 수칙

사람은 누구나 '건강하게 살기'를 원한다. 하지만 구체적으로 '건강하다'는 게 어떤 상태를 말하는지 정확하게 알고 있는 사람은 그리 많지 않다. 세계보건기구(WHO)에 따르면 건강한 사람은 신체적 건강, 정신적 건강, 사회적 건강, 영적 건강(Spirituar), 안녕 건강(Well Being)을 두루 갖춘 사람을 의미한다. 이 말은 곧 신체적으로 병이 없는 것은 물론이고 마음이 편안하고 사회생활도 원만할 때만 진정으로 '건강하다'고 할 수 있다는 것이다.

그러나 우리 사회는 '건강하기 위해서' 몸에 좋다는 것에만 집착하는 경향이 강한 반면 마음에 좋은 것에는 상대적으로 소홀한 경우가 많다. 방송이나 언론의 사회면을 수시로 장식하는 청소년 비행, 자살, 노인문제 또는 술이나 약물중독 등은 모두 정신건강을 소홀히 하여 생긴 문제이다. 세계보건기구가 밝힌 10대 보건문제 중에서 우울증, 알코올 남용, 정신분열병, 조울증 등 정신 질환이 반 이상을 차지하고 있다는 사실도 더 이상 정신건강의 중요성을 외면할 수 없는 이유이다.

문제는 어떻게 하면 이런 건강의 불균형을 바로 잡을 수 있을까 하는 점이다. 필자는 신체건강과 정신건강의 균형 잡힌 발전을 위해 다음의 열 가지 생활습관을 제안한다.

첫째, 긍정적으로 세상을 보자. 반쯤 남은 물컵의 물을 보고 반밖에 남지 않았다고 불안해하는 사람이 있는가 하면, 반이나 남았다고 안도하는 사람도 있다. 우리는 바로 후자처럼 긍정적으로 세상을 봐야 한다. 긍정적으로 세상을 바라보면 위기조차도 기회로 생각되며 어둠이 있으면 반드시 빛이 있다는 희망을 갖게 된다. 이런 사람은 정신병리가 깃들 자리가 없다.

둘째, 감사하는 마음으로 살자. 세상에는 반사회적 성격장애자처럼 감사할 줄 모르는 사람이 있는가 하면 조그마한 것이라도 고마워할 줄 아는 사람도 있다. 이처럼 살아있다는 것만으로도 고마움을 느끼는 사람은 세상 모든 일이 즐겁기만 하다. 마음속에 감사할 대상이 많고 감사할 이유가 많을수록 정신건강 또한 증진된다.

셋째, 반가운 마음이 담긴 인사를 하자. 인사는 모든 대인관계의 출발이다. 사람을 반갑게 맞이한다는 것은 적극적이고 원만한 대인관계를 의미하고, 이는 곧 건강한 삶을 위한 좋은 기초가 된다.

넷째, 세 끼를 맛있게 천천히 먹자. 비록 미식가는 아니지만 항상 느긋한 마음으로 천천히 맛을 음미해가면서 음식을 먹으면 정신적인 여유도 함께 생기게 된다.

다섯째, 상대의 입장에서 생각한다. 역지사지(易地思之)는 성숙한 인간의 사고요, 행동양식이랄 수 있다. 대인관계에서 겪는 많은 갈등들은 자기 위주로만 생각하고 행동함으로써 생기는 경우가 대부분이다. 매사에 입장을 바꾸어 생각해 보면 이해의 폭도 넓어지고 자신의 마음도 너그러워진다.

여섯째, 가급적이면 칭찬하자. 칭찬은 듣는 쪽, 하는 쪽 모두에게 유익하다. 사람들은 남의 잘못을 꼬집고 나무라고 난 후에는 자신의 마음도 어두워지는 것을 느끼곤 한다. 그보다는 가급적 타인의 잘한 점을 적극적으로 칭찬하고 긍정적인 말들을 많이 해줘 함께 유쾌해지는 시간을 가지도록 하자.

일곱째, 약속시간엔 여유 있게 가서 기다리자. 시간에 쫓기다 보면 마음은 불안하고 조급해질 수밖에 없다. 신문기자들의 평균수명이 다른 직종 종사자들보다 짧은 이유도 항상 원고 마감시간에 쫓기며 생활하는 경우가 많기 때문이다. 약속시간에 먼저 가 기다리는 것. 여유 있게 세상을 살아가는 첫걸음이다.

여덟째, 일부러라도 웃는 표정을 짓자. 지미 카터 전 미국 대통령은 아침마다 거울 앞에서 웃는 연습을 한 것으로 유명하다. 건강과 복은 웃는 얼굴만 찾아다닌다. 일찍이 카터 전 대통령이 꿰뚫어본 좋은 인생을 사는 첫 번째 시도인 웃는 것. 돈도 안 들고 어렵지 않은 건강한 생활의 한 수이다.

아홉째, 원칙대로 정직하게 살자. 원칙대로 살면 흔들림이 없고 정직하게 살면 남의 눈치를 볼 이유가 없다. 당당하고 거리낌 없이 사는 것이 건강한 삶의 기본이다.

열째, 때로는 손해를 볼 줄도 알자. 성격상 손해 보고는 못 사는 사람들이 있다. 이들은 항상 삭막하고 긴장된 마음의 소유자일 가능성이 높다. 하지만 살다 보면 실수할 때가 있듯이 손해볼 때도 있게 마련이다. 그렇게 한 수 접어두고 사는 인생은 자신을 더 여유있고 편안하게 만드는 삶의 윤활유가 된다.

인간과 자연의 관계

동양의학에서는 인간과 자연은 하나의 유기체로 본다. 자연계의 모든 변화는 직·간접적으로 인체의 생리적, 병리적 현상에 영향을 미친다. 인간은 자연 속에서 생활하면서 자연계의 모든 존재와 현상은 인간이 생존하기 위한 필수조건이 된다. 인간이 필요로 하는 공기와 음식물은 모두가 자연으로부터 공급되고, 자연계의 운동과 변화는 직·간접적으로 인체에 영향을 미쳐 왔다. 인류는 오랜 생활 속에서 자연계의 운동변화에 대응하여 생리, 병리적으로 영향을 받는다는 것을 알아내어 자연의 기후변화에 능동적으로 적응하며 살았다. 더울 때는 땀을 내어 열을 발산함으로써 자연현상에 잘 적응했고, 추울 때는 보온을 위해 피부조직이 치밀해짐으로써 인체 밖으로 땀이 조금밖에 나가지 않는 대신 배설해야 할 수분은 소변을 통해서 내보냈던 것이다. 사계절의 기후만이 인체생리에 영향을 미치는 것이 아니고 주야신혼(晝夜晨昏)의 변화도 인체에 뚜렷한 영향을 미쳤다. 인체의 양기(陽氣)도 하루 내내 다르게 발생한다. 아침에는 양기가 초생(初生)하고, 낮에는 양기(陽氣)가 가장 성(盛)하며, 야간에는 양기가 안으로 수렴된다. 또한 서로 다른 지역의 기후 차이에 따라서 지리환경과 생활습관이 달라지고 이것이 인체의 생리활동에 많은 영향을 미치기도 한다. 남방(南方)의 기후는 습열(濕熱)하고 북방(北方)의 기후는 조한(燥寒)하다. 따라서 인체가 자신이 자란 환경과 다른 환경에 처하게 되면 단시간 내에 기후의 변화에 적응하지 못하지만 시간이 경과하면서 서서히 적응을 하게 된다.

정상적인 기후의 변화에는 인간이 적응할 수 있지만 기후의 변화가 심하여 인체의 적응능력을 초과하거나 인체의 조절기능이 실조(失調)된 경우에는 질병(疾病)이 발생하게 된다. 계절에 영향을 받는 다발병과 유행병은 각 계절의 서로 다른 기후적 특징 때문에 생긴다. 봄에는 온열병(溫熱病)이 많고, 여름과 가을에는 이질, 설사, 학질 등이 많다. 절기의 변화는 질병에 민감한 영향을 미치는데, 특히 적응력이 비교적 떨어지는 노년의 환자들이 이러한 계절의 변화에 예민하게 영향을 받는다. 또한 계절의 변화가 심할 때 허약자나 질병자의 사망률이 몹시 높다. 천식과 비증 환자들은 기후변화와 환절기에 질병이 더욱 심해진다. 주야간의 기후변화도 질병에 일정한 영향을 미친다. 일반적으로 낮에는 질병이 가볍지만 밤에는 중해진다. 이처럼 인간과 자연은 생리적으로나 병리적으로 밀접한 관계를 띠고 있다.

자연은 이처럼 인체의 생리와 병리에 영향을 미치기는 하지만, 인간은 이러한 자연에 적응할 뿐만 아니라 능동적으로 자연을 변화시킬 줄도 알아서 건강수준을 높이고 질병의 발생을 감소시킬 수 있다. 예를 들면 인공면역, 방역, 환경 개선, 개인위생보건의 강화, 체력 단련 등으로 자연적인 질병요인을 예방하거나 극복할 방안을 찾게 되는 것이다. 이처럼 인간과 자연환경의 관계에 대한 변증법적 인식은 임상에 있어서도 질병의 치료에 일정한 의의를 가진다.

약에만 의존해선 병을 고칠 수 없다

인간이 최고의 의생(醫生)을 추구하는 방법은 면역력을 증대시키는 것이다. 인체 내에서 교감신경과 부교감신경이 균형 잡힌 상태로 작동하고 있을 때 백혈구의 비율은 과립구 54-60%, 림프구 35-41%이다. 과립구와 림프구가 대체로 이 범위 안에 머물러 있으면 몸의 컨디션도 좋고, 병도 잘 걸리지 않으며, 병에 걸렸다 하더라도 스스로 치료가 된다. 결과적으로 면역력이 강하다는 것은 바로 과립구와 림프구의 균형이 유지된다는 것을 말한다. 그리고 이 면역력을 유지하고 있는 것이 자율신경의 균형인 것이다. 그러나 과립구와 림프구의 비율이 정상범위에서 벗어나면 면역력이 떨어져 병이 생긴다. 대부분의 병은 교감신경의 긴장과 과립구의 증가, 림프구의 감소라는 패턴에서 발생한다. 우리 몸의 세포와 백혈구가 자율신경의 지배를 받는 것은 생체방어에 효율적이고 강력한 면역체계를 만들기 위한 것이다. 지나치게 치우친 생활, 즉 과도한 스트레스, 지나친 고민, 과식이나 운동 부족 등으로 인해 교감신경이 지나친 긴장상태에 빠지거나 부교감신경이 지나치게 우위를 차지하는 식으로 자율신경의 균형이 깨져 버리면 몸에 이상이 생긴다. 인체 내에 과립구가 지나치게 증가하면 몸 안에 세균을 공격하고 나아가 조직을 공격하기 때문에 궤양이 발생하고, 림프구가 과잉 상태가 되면 항원에 민감하게 반응해 알레르기 질환이 발생한다. 전자에 해당하는 대표적 질병이 암이고 후자의 대표적 질병이 아토피성 피부염이다. 자율신경의 균형을 깨뜨리고 교감신경이 우위를 점하게 되는 최대원인은 스트레스이다. 직접적인 병의 원인은 과로, 마음의 고민, 약물의 장기복용과 같은 세 가지 스트레스이다. 과로

하지 않고 정신적인 스트레스도 멀리 하며 충분한 휴식과 균형 잡힌 식사, 가벼운 운동을 하고 있는데도 여전히 몸 상태가 나쁘면 약을 복용하고 있는지 살펴볼 필요가 있다. 대체로 약은 교감신경의 긴장을 촉진시킨다. 건강이 나쁘거나 병에 걸린 사람은 이미 만성적인 교감신경 긴장상태에 있기 때문에 이런 사람들이 교감신경의 긴장을 촉진하는 약을 쓰면 혈류가 나빠지고 과립구의 증가, 림프구의 감소에 박차를 가하게 된다. 또한 면역력도 떨어지기 때문에 몸은 스스로 회복되는 힘을 잃게 된다. 소염진통제와 스테로이드제는 몸에 스트레스를 주는 약으로 교감신경을 긴장시켜 혈류 장애를 일으키고 과립구로 인한 조직 파괴를 촉진하는 병을 만드는 약이다. 사람이 약이나 의료에 의존하는 이유는 불쾌한 증상이나 괴로운 증상이 몸을 파괴하는 현상이라고 생각하기 때문이다. 하지만 우리 몸이 괴로워하는 증상은 인체가 스스로 낫기 위한 치유반응의 하나이다. 하지만 이러한 몸의 증상을 일반인들은 물론이고 의료에 종사하는 사람들도 잘 모르는 경우가 많다. 이들은 단순히 우리 몸의 괴로운 증상을 멈추게 하는 것이 치료라고 생각해 약이나 의료 행위를 통해 증상을 멈추게 하는 것만을 치료라고 생각하는 우를 범하고 있다. 물론 약에만 의존해서는 병을 고칠 수 없다는 것이지 절대로 약을 사용해서는 안 된다거나 치료 과정이 다 나쁘다는 의미는 아니다. 난치병의 대명사인 암의 발생원인도 지금까지는 식품 첨가물, 질소 노폐물, 중금속, 인스턴트식품, 자외선, 담배, 배기가

스 등이 결과적으로 장기의 기능에 풀칠의 작용을 했기 때문이다. 지금까지 외부의 나쁜 물질들 - 인체 외부요인-에 의해 암 세포가 형성된다고 생각했지만 그보다 더 근본적인 원인은 스트레스에 의한 면역체계의 교란 때문이다. 다시 말해 스트레스 때문에 조직 재생이 지나치게 활성화돼 활성산소를 발생시키는 과립구가 증가하기 때문이라는 것이 최근의 의료계의 암 발생 원인에 대한 시각이다.

건강은 어디에서 오는가?

모든 생명체는 자연의 균형과 조화에 의해 탄생하고 유지되며 발전한다. 그러므로 자연의 원리와 힘에 어긋나는 행위는 건강의 고장을 초래할 수밖에 없다. 이러한 법칙을 피할 자는 인류 역사상 그 누구도 없었고, 앞으로도 없다는 사실을 깨달아야 한다. 만약 아주 값비싼 어떤 약이나 주사 한방이 건강을 지켜줄 수 있다면 돈이 많은 사람은 병을 못 고치고 죽을 까닭이 없을 것이다.

물은 생명의 원천이자 근본이며 유전자를 지배하는 중요한 요소이다. 굳이 어렵게 설명할 필요도 없이 인체에서 물의 비중만 보아도 그 중요성을 쉽게 알 수 있다, 사람의 몸에는 70% 혈액에, 83% 세포에, 90% 이상을 물이 차지하고 있다. 의학 전문 과학자들은 맑은 물은 혈액순환을 잘 시켜주며 임파액의 활동을 원활히 하고, 체온을 조절하여 적포도당 생성작용과 생리세포의 신진대사를 좋게 하며, 모관작용의 촉진과 내장을 세척하여 남은 염분을 씻어내고 신진대사를 활발하게 해준다고 말한다.

물은 산소와 함께 인체에 없어서는 안 될 필수 요소인 소화, 흡수, 순환, 배설 등 각종 신진대사에 깊이 관여하고 있다. 혈액과 림프를 구성하는 주요 성분이며, 체온을 유지하고 건강한 피부와 근육을 만들어준다. 또한 관절에 윤활유 역할을 하기도 한다. 몸에서 물이 차지하는 비율은 60~85%이다. 이중 1~2%만 빠져나가도 심한 갈증과 고통을 느끼게 된다. 5%가 빠져나가면 혼수상태가 되며, 12%를 잃으면 죽게 된다.

세계 유명한 건강장수촌 사람들의 공통된 비결은 물이 좋다는 데 있다. 역사상 가장 큰 권력과 부를 누렸던 중국 진시황제는 불로초를 구해 먹고도 50년도 살지 못했다. 불로장생의 비방으로 좋은 약만 찾았던 그가 만약 물의 중요성을 알고 좋은 물을 상용했더라면 최소한 그 나이보다도 더 살았을 것이라는 게 많은 학자들의 견해다. 동양의학의 선구자인 의성 허준 선생은 "의원이 한약을 달일 때 제일 먼저 살펴야 할 것이 물이니라." 하고 물의 중요성을 강조하였다. 같은 한약이라도 어떤 물로 약을 다리느냐에 따라 약효가 다르기 때문이다. 물의 종류와 이름은 수백 가지에 이르지만 물은 크게 산화전위가 있는 물과 환원전위가 있는 물로 나눈다. 환원이란 산화의 반대작용이다. 물에 클립을 넣어 녹이 쓸면 산화력이 있는 물이고 반대로 녹이 쓸지 않으면 환원력이 있는 물이다. 웰빙시대에 알칼리 환원수 건강법을 실행하는 현명한 사람들이 계속 증가하고 있는 것이 현실이다.

성인병과 습관병의 원인

성인병은 대부분 오랜 세월에 걸친 과음과식과 흡연, 운동 부족, 스트레스 등 좋지 못한 생활습관의 축적에 의해서 발생하는 것으로 동양의학자들은 이를 '습관병'이라고 부른다. 동양의학에서는 성인병이 환자 자신이 좋지 못한 생활습관으로 인해 축적된 자기 파괴적 행위이므로 성인병을 '자기 파괴적 질환'이라고 부르기도 한다.

자기 파괴적 행위 중 나쁜 식습관의 축적으로 인해 생긴 습관병에는 뇌졸중, 고혈압, 고지혈증, 혈허성 심장 질환, 비만, 당뇨병, 간경변, 소화성궤양 등 실로 다양한 질병이 발생해 건강장수의 꿈을 흐리게 만든다.

따라서 성인병의 예방을 위해서는 이 같은 자기 파괴적 행위 또는 질병 위험인자를 제대로 파악해 예방 차원에서 생활하는 것이 건강을 지키는 비결이다. 모든 병에는 원인과 결과가 있듯이 병이 오기 전에 관리를 잘 해야 한다. 이처럼 성인병을 조기에 발견하여 관리하는 것이 중요하지만 여기서 그칠 것이 아니라 성인병에 대하여 적극적으로 관리하고 실천하는 의지가 선행되어야 한다.

  습관병의 원인 중 또 하나 중요한 발병 요인은 스트레스이다. 현대인은 피로와 더불어 생활해 가는 것이 거의 숙명적이다. 이 피로는 육체적인 것보다 정신적 피로가 더 심각하다. 이 정신적 피로의 원인으로 주목되는 것이 바로 스트레스이다. 육체적 피로는 잠만 푹 자도 쉽게 풀리지만 정신적 피로는 그렇지 못하다. 피로가 쌓이면 과로가 되고 과로가 도를 넘으면 곤비가 되어 신체적 정신적 기능이 떨어져 방어능력이 약해진다. 그러다 보면 각종 질병에 노출되어 졸사하는 것을 자주 보게 된다. 따라서 모든 병의 발생 원인이 되는 스트레스를 일으키는 '피로 관리'를 잘할 필요가 있다. 피로를 풀기 위한 묘법은 없다. 그러나 역설적으로 생각해 보면 '내가 어떨 때 피로했던가?'를 되짚어보면 해답은 얻을 수 있다. 자신이 하는 일에 흥미와 보람을 느끼고 찾을 때 피로와는 거리가 멀어진다. 자신이 하는 일에 흥미와 보람을 느끼도록 적극적인 생활을 할 때 피로는 줄어든다. 다음으로 자신의 감정에 솔직할 때 피로는 풀 수 있다. 인간은 감정의 동물이라는 말처럼 사물을 정확히 보고 행하는 과학적인 눈을 가지고 생활할 때 해결될 수 있는 것이다. 그리고 개방적이어야 한다. 내 자신을 개방함으로써 상대방과의 믿음이 생기고, 믿는 바탕 위에 대화가 가능하다. 이것이 먼 훗날의 고독에서 벗어나는 지름길이 될 것이다. 소극적인 생활에서 적극적인 생활로, 자기고립에서 감사생활로 마음가짐을 굳혀 보도록 하는 것이 모든 사물에 대한 긍정적인 마인드를 갖는 데 도움이 된다.

건강과 운동은 어떤 관계인가

　운동만큼 팔다리와 십이경락의 기혈 순환 효율을 높이는 것도 없다. 운동만큼 대변과 소변을 잘 나가게 해주는 것이 없고, 운동만큼 땀이 잘 나게 하는 것도 없다.
　건강하기 위해서는 사전에 몸을 단련해야 하고 몸이 단련되면 건강도 지킬 수 있다. 다양한 운동을 통한 신체 단련은 병을 이겨내는 힘을 길러주며, 병 없이 오래 살 수 있게 하는 유일한 방법이다. 또한 여러 가지 작은 병도 쉽게 치유할 수 있는 훌륭한 치료법이다. 사람이 몸을 잘 움직이지 않고 운동하기 싫어하면 물질대사의 기능이 약해지고 혈액순환도 느려져 근육이 이완되고 내장부위의 위장관의 흡수능력, 배설능력이 약해진다. 이처럼 운동을 안 해 전혀 활동하지 않는 조직 장기들은 퇴행성변화까지 일으킨다. 그러므로 건강을 유지하려면 육체적 운동을 통한 몸 단련이 습관화되어야 한다. 한창 자라는 청년기에는 튼튼한 몸을 위하여 운동을 꾸준히 해야 하며 중년기 이후부터는 성인병 예방차원에서 노화현상을 막고 젊음을 되살리기 위해 운동이 필수적이다. 운동을 하는 사람은 운동을 하지 않는 사람보다 10년은 더 건강하게 오래 산다는 통계가 나와 있다. 인체는 나이가 들면 기력이 약해지면서 운동량이 줄어들고 핏줄이 굳어지며 혈액의 흐름이 느려진다. 인체에서 운동과 내장기관을 이루는 근육의 힘도 35세가 지나면 10년 주기로 10-20%씩 약해지고 단백합성이 잘 되지 않는 반면에 지방은 많이 축적된다. 따라서 중년기가 지나면 몸을 움직이기 싫고 조금만 움직여도 식은 땀이 나며 쉽게 피로가 온다. 이러한 현상을 극복할 수 있는 방법도 결국 운동을 통한 신체 단련이 최고이다. 지금까지 알려진 신체 단련의 장점은 다음과 같다. 첫째, 근육의 힘을 강하게 하며 관절을 잘 움직일 수 있게 한다. 둘째, 혈액순환이 활발해져 뼈의 탄력성을 보장해 팔다리를 자유롭게 움직일 수 있게 하며 몸을 가볍게 한다. 셋째, 심장기능을 높이며 온몸의 혈액순환을 좋게 한다. 따라서 중년기 이후에 신체 단련을 잘하면 동맥경화증, 고지혈증 등을 예방할 수 있다. 넷째, 호흡기가 단련되어 기관지염, 기관지천식 등 호흡기 질병을 사전에 막을 수 있다. 다섯째, 위장관의 기능을 좋게 하며 입맛을 돋우고 소화 및 흡수기관을 활발하게 한다. 여섯째, 신경계통의 조절기능, 특히 주위환경에 대한 적응능력을 높인다. 일곱째, 비만자들에게는 신체의 질량을 줄이고 지방축적으로 인한 비만증을 예방할 수 있다.

  운동은 이처럼 개인의 운명을 바꾸고 살아가는 즐거움을 깨닫게 하는 인생의 비타민이다. 운동은 하루를 짧게 지나게 하지만 인생을 길게 살게 한다. 피로가 과하면 과로, 과로가 과하면 곤비(신체적 정신적 기능이 약해져 외부로부터 들어오는 병의 인자에 대한 방어능력이 약해져 각종 질병에 노출되어 과로사로 이어지는 현상)가 된다. 신체적 정신적 기능이 약해지면 질병의 방어능력이 약해져 각종 질병에 노출되어 과로사로 이어지기도 한다. 균형 있는 운동을 꾸준히 습관화 하면 즐겁고 활기찬 인생이 당신을 기다릴 것이다.

자연식 디톡스 해독(解毒)법을 실천하라

신이 만물을 창조할 때 자신의 능력을 가장 잘 드러낸 분야가 있다. 바로 자연치유력이다. 건강한 사람이라면 누구나 자정능력이 있으며 몸이 안 좋아지면 스스로 회복할 수 있는 자연치유력이 있다. 우리가 무언가를 먹는다는 것은 그 생명체의 기운을 얻는다는 의미이다. 따라서 이미 시들었거나 죽어 버린 생명체에서는 좋은 생명의 기운을 얻기 어렵다. 해독에 사용되는 재료는 지구상에서 난 신선한 천연 재료여야 한다. 이것이 바로 자연식 해독법이다.

심장병, 고혈압, 당뇨, 고지혈증, 알레르기, 만성피로, 두통, 변비 등의 생활 습관병은 사람이 본래 가지고 있던 자연치유력을 잃어버렸다는 것을 의미한다. 현대인들은 왜 자연치유력을 상실할까? 현대인들은 스스로 자연을 훼손시켰고, 대기오염 물질, 환경호르몬, 다량의 중금속, 잔류농약, 표백제 등 수많은 유해환경에 노출되어 있다. 아울러 과다한 스트레스와 수면 장애, 운동 부족으로 점점 더 몸이 허약해지고 있다. 이밖에도 자연에서 나는 음식이 아닌, 인스턴트식품, 화학합성 물질로 만든 식품첨가물, 착색제, 방부제, 건축 오염물질 등을 장기간 먹게 돼 인체에 독소가 쌓이고 자연치유력을 상실한 채로 각종 질병에 노출되어 있다.

인체 내에는 독소가 쌓이면 혈액이 산성화 되고, 백혈구는 혈액 속 세균을 죽이지 못하게 된다. 인체에 쌓인 독소는 적혈구를 응고시키고, 이로 인해 적혈구가 세포 구석구석까지 산소를 전달하지 못하게 된다. 독소가 쌓이면 10명 중 8명에게 만성피로 증상이 나타난다. 만성피로 증상을 장시간 방치하다 보면 각종 부종이나 비만의 단계로 발전할 수 있다. 그다음 단계는 혈압 상승, 콜레스테롤과 혈당 수치가 상승하여 병을 얻게 된다. 이처럼 병명을 얻게 되면 사람들은 다급해져서 고혈압, 당뇨, 고지혈증 등의 양약을 하나씩 복용하기 시작한다. 이 순간의 선택이 잘못되면 남은 여생 동안 약에 의존해야 된다. 따라서 이 시기를 지혜롭게 잘 극복해야 한다. 그렇지 못하면 심장병, 난치병, 원인 모를 암의 단계로 발전해 갈 수 있다. 상황이 이 단계까지 악화되면 생활 습관병의 종착역에 이르는 경우가 대부분이다.

그렇다면 신의 선물인 자연치유력과 면역력을 높여 건강하게 살려면 어떻게 해야 하나. 해답은 디톡스 치료법이다. 디톡스는 현대인의 질병을 완치하는데 가장 효과적인 방법이다. 디톡스는 준비기와 청소기, 회복기를 자신의 체질에 맞게 잘 잡아서 실천하면 된다. 디톡스는 독소의 유입을 최소화하고 체내에 쌓인 독소를 효과적으로 배출하는 것이다. 디톡스 치료법은 자연식물인 산야초로 몸속 독소를 배설시키면서 생활습관 개선을 병행하는 것이다. 가급적 음식 독의 섭취를 최소화하고 자연식 위주로 살아있는 효소와 천연비타민, 미네랄 등을 몸속에 넣어 주는 것이다. 자연에서 자라는 야생동물은 생활 습관병이 없지만, 펫푸드와 사료 등을 먹이는 가축들에게는 염증, 종양, 혈압, 당뇨가 생기는 가장 큰 이유는 바로 먹거리 문제 때문이다. 《동의보감》에서는 몸이 상하니 절대 하지 말라고 당부한 나쁜 습관 3가지가 있다. 첫째, 배부르게 먹은 후에 곧바로 눕지 말라. 그러면 소화가 안 되거나 몸에 적취(덩어리)가 생기게 된다.(동의보감 잡병편 내상문) 특히 퇴근 후 저녁시간에 조심해야 한다. 가족들과 저녁 식사를 하고 나면 하루의 피로와 긴장이 풀리면서 나른하고 졸려 그대로 누워 잠들어 버리기 쉽다. 절대 그러지 말라는 것이다. 만약 배가 불러 잠이 온다면 배부르지 않게 먹고 몸을 가볍게 하면 된다. 둘째, 밤늦은 시간에 배부르게 먹지 말라.(동의보감 내경편 신형문) 배부르게 먹더라도 아침과 낮에 배부르게 먹고 먹는 즐거움을 느끼라고 했다. 밤늦은 시간이 되었다면 절대로 배부르게 먹지 말라고 했다. 셋째, 탁한 술을 마시면서 밀가루 음식을 먹지 마라. 그러면 기(氣)가 출입하는 구멍을 막아버린다(동의보감 잡병편 내상문) 술에는 맑은 술과 탁한 술이 있다. 맑은 술은 증류주를 말하는데 소주가 대표적이다. 탁한 술은 증류하지 않은 발효주를 말하는데 맥주와 막걸리가 대표적이다. 그런데《동의보감》에서는 탁한 술을 마시면서 밀가루 음식을 먹지 말라고 했다. 즉, 맥주를 마시면서 튀김, 치킨, 국수 등을 먹지 말라는 얘기이다. 치맥을 먹으면 먹을수록 우리 몸의 기가 출입하는 구멍이 막혀 여기저기에 찌꺼기가 쌓이고 뭉쳐서 덩어리가 생길 수 있다는 얘기이다.

걷기 운동과 피부건강의 관계

사람은 두 발로 서고 새는 양 날개로 난다. 이것은 균형에 의해 비로소 가능한 현상이다. 균형을 잃으면 사람은 넘어지고 새는 떨어진다. 걷기를 통해 팔, 다리를 많이 움직여주는 것은 건강과 아름다움을 유지하는 데 큰 도움이 된다.《동의보감》에는 '사지위제양지본(四肢爲諸陽之本)'이라고 했다. 풀이하면 '팔 다리는 모든 양(陽)의 근본으로, 양(陽)이 성(盛)해야 팔, 다리가 실(實)해지며, 모든 양(陽)은 팔, 다리에서 기(氣)를 받아들인다'는 뜻으로 팔, 다리와 양(陽)의 관계를 입증하고 있다.《동의보감》에도 나와 있듯이 팔다리에서 기를 받아들이는 운동으로 대표격인 걷기 운동은 현대인들의 게으른 생활습관에서 오는 질병을 예방하고 균형을 잡아주는 데 효과적이다. 걷기 운동은 대표적인 유산소 운동으로, 유산소 운동은 고지혈증을 예방하고 콜레스테롤을 정상수치로 되돌리며 혈액순환을 원활하게 해 혈압을 정상으로 유도한다. 또한 전반적인 기혈을 원활히 하므로 움직임에 따라 군살을 없애주고 기운의 정체를 막아 미용적인 측면에서도 아주 적합한 운동이다. 걷기 운동은 건강과 아름다움을 동시에 얻을 수 있지만 건강만 생각하고 자외선에 대한 아무런 대비 없이 걷다 보면 피부건강을 해칠 수 있다. 특히 봄철에는 피부가 자주 건조해지고 각질이 많이 쌓인다. 또한 여러 가지 먼지로 얼굴이 지저분해지기 쉽고, 피부가 예민한 사람은 걷기 후 트러블이 생기거나 붉어지기도 한다. 그러다 얼굴 피부가 화끈거리거나 흥분한 사람처럼 붉은 홍조를 띠면 열을 빼앗는 차가운 성질의 석고 팩이나 알로에로 팩을 하면 도움이 된다. 민감성 피부는 알로에 즙에 밀가루를 섞어서 팩을 하면 트러블을 막을 수 있다. 약간 그을린 피부가 건강한 이미지는 있지만 봄철에 한번 피부가 타면 초가을까지 그대로 가기 때문에 여성들에게는 큰 고민이 아닐 수 없다. 이럴 때는 걷다 마시는 찬물도 피부건강을 해칠 수 있다. 햇볕 아래 걷다가 보면 차고 시원한 물과 음료수를 찾는다. 몸이 찬 사람은 소화기능이 약해져 겨울철에 손과 발이 더욱 차가워지고 피부가 거칠고 안 좋아질 수 있다. 운동 후에는 가급적 찬 음료수나 물은 피하고 미지근한 차를 마시는 것이 건강에 도움이 된다. 몸속 열이 많아 더위를 많이 타고 다혈질이면서 스트레스에 민감한 사람은 걷기 후 콩 종류와 메밀과 같이 서늘한 성질의 잡곡과 과일, 오이, 배추 등 물이 많고 시원한 채소를 먹는 것이 좋다. 한약재로는 생맥산(生脈散) 같은 한약재, 인삼, 생강, 대추, 맥문동, 오미자 등을 함께 끓인 물에 꿀을 타서 마시는 것도 건강한 피부 유지에 도움이 되며 정신적 에너지를 충전시키고 심장기능을 활발하게 하면서 손실된 영양소를 보충하는 역할까지 한다. 아울러 연잎차를 권해 보고자 한다. 연잎은 어혈을 제거하고 혈액을 맑게 해주는 작용을 하는데, 차로 끓여 마시면 부정출혈에 좋고, 생리통이나 생리불순에도 효과가 있다. 또한 노화 방지와 피부 미용에도 효과가 있으므로 혈액순환이 잘 안 되면서 피부가 칙칙할 때 음용하면 도움이 된다.

환절기를 지혜롭게

환절기에는 일교차가 심하므로 인체가 이에 적응하기가 쉽지 않다. 그러므로 면역력이 약한 소아나 노년층은 감기나 호흡기 질환에 걸리기 쉽다. 그러나 환절기의 소아나 노년층도 사전에 건강을 챙기고 면역력에 도움이 되는 식생활과 생활습관을 지속적으로 유지하면 건강하게 환절기를 넘길 수 있다. 동양의학에서는 '정기존내 사불가간(正氣存內 邪不可干)'이라고 했다. 몸에 좋은 기운이 충만하면 나쁜 기운이 몸 내부로 침범할 수 없다는 뜻으로 몸 내부 면역력의 중요성을 강조하고 있는 것이다. 현대인은 생활방식과 주변

환경이 매우 복잡다양하고 업무가 과중하다 보니 스트레스가 많이 쌓이는 편이다. 이러한 스트레스로 인해 몸의 기운이 약해지고 면역력도 현저히 떨어지게 된다. 그렇다면 면역력에 도움이 되고 감기 등을 예방할 수 있는 생활습관에는 어떤 것들이 있을까? 우선 흡수되는 기관이 원활해야 한다. 곡류를 먹고 소화 장애가 올 때는 신곡(神曲), 맥아(麥芽)를 쓰고, 육류를 먹고 흡수가 안 될 때는 산사육(山査肉)과 초과(草果)를 쓰며, 밀가루음식을 먹고 체했을 때는 나복자를 쓰면 소화 흡수를 잘할 수 있다. 둘째, 몸 내부의 기운을 따뜻하게 해야 한다. 더운 여름철에는 사람들은 찬 음식과 찬 바람을 많이 찾기 마련이다. 그러나 찬 기운은 당장은 사람의 기분을 상쾌하게 할지 몰라도 몸 내부의 따뜻한 양기를 손상시켜 면역력을 떨어뜨릴 수 있다. 요즘 사람들은 너무 찬 것을 좋아하다 보니 여름철에도 감기로 고생하는 사람들이 늘어나고 있는 추세다. 이런 현상은 환절기에도 많이 나타나 일교차가 큰 날씨에는 사전에 의복을 잘 준비해 아침저녁으로 몸을 따뜻하게 해주어야 한다. 그렇지 않으면 감기나 호흡기 질환에 걸리기 쉽다. 동양의학에서는 '두량복온 이열치열(頭凉服溫 *以熱治熱*)'이라고 했다. 두량복온은 머리는 서늘한 것이 좋고 배는 따뜻한 것이 좋다는 의미다. 한 예를 보면 평소에 화를 많이 낸다든지 스트레스를 많이 받으면 머리의 기운이 더워지고 혼탁해져 두통과 어지러움 등이 발생하기 쉽다. 또한 옷을 적게 입고 배꼽티 같은 옷으로 배를 노출시키고 찬 음식을 자주 먹으면 복부의 기운이 차가워져 복통, 설사 등이 발생하기 쉽다. 이 열치열은 말 그대로 열로써 더위를 다스린다는 것이다. 평소 장이 약해 여름철에 배탈이나 설사를 자주 하는 사람은 이 방법이 효과적이다. 그래서 성질이 따뜻한 쇠고기, 닭고기가 잘 맞으며 몸을 따뜻하게 해주는 생강차, 인삼차도 도움이 된다. 그러나 몸이 더운 사람들은 이런 음식들이 안 맞는 경우도 있으므로 체질과 몸 상태를 참고해서 실생활에 적용하는 것이 지혜로운 건강법이다.

환절기에 도움이 되는 음식으로는 복숭아와 오미자차가 있다. 여름철 과일인 복숭아는 폐의 기운을 강화하는 성질이 있으며 오미자차도 폐, 신장, 비장기능을 강화시켜 주므로 도움이 될 수 있다. 햇빛을 적절하게 받는 것도 좋은데 자외선이 강한 시간을 피해 햇빛을 등지고 산책을 하면 혈액순환에 좋고 소화흡수기능에도 도움이 된다. 또한 오래 앉거나 장시간 운전을 할 경우 짬짬이 틈을 내어 스트레칭을 해서 경직된 관절과 근육들을 풀어주는 것도 도움이 된다. 아울러 규칙적인 식습관을 유지하고 양질의 음식을 골고루 섭취해 몸의 기운을 향상시켜 주는 것이 환절기의 지혜로운 건강법이다.

현대병의 주범은 비만

나이가 들면 다른 기관들은 다 줄어드는 데 허리와 전립선 비대증만 늘어난다. 서양속담에 '허리띠가 늘어나면 생명이 짧아진다'는 말이 있다. 이 말은 곧 비만이 건강에 미치는 영향을 의미한다. 우리는 오래도록 가난하게 살아와서 은연중에 의식주 중 주로 많이 먹는 데만 신경을 써왔다. 일상생활 속에서도 먹는 데 대한 인사말이 제일 많은 것만 보아도 우리가 얼마나 먹는 데 치중했는지 알 수 있다. 흔히들 말하는 현대병인 대사 질환, 심장 질환, 혈맥관 질환 등 성인병의 주범은 바로 비만에 있음을 우리는 생활 속에서 너무나 잘 알고 있다. 무엇보다 인생의 주기가 바뀌기 쉬운 60대 퇴직 후에는 각별히 규칙적인 생활습관을 잘 지켜야 한다. 왜냐하면 직장생활에서 규칙적인 생활습관을 유지해 오다가 갑자기 생활의 패턴이 바뀌어 버리면 규칙적인 생활습관을 지키기 어려워진다. 이때 뜻하지 않은 불청객인 질병에 걸릴 확률이 높다. 무엇보다 눈 코 뜰 새 없이 바쁘게 돌아가는 생활에서 각별히 건강에 유의하기 위해서는 자기표준체중의 20%를 초과하지 말아야 한다. 이때가 바로 현대병에 걸릴 위험이 높아지는 순간이다. 흔히 우리가 말하는 '비만'은 자기표준체중보다 20%를 초과하는 것을 말한다. 비만이 모든 현대병의 주범이긴 하지만 그보다 더 중요한 건 지나친 체중 감소가 일어날 때이다. 이때는 반드시 체중 감소의 원인을 밝혀봐야 한다.

일반적으로 노화현상은 눈이나 치아에서부터 시작된다고 하나 실은 그렇지 않다. 노화는 하지에서 시작된다는 것이 동양의학적인 해석이다. 따라서 동양의학적으로는 건강을 유지하기 위해서 스포츠를 하는 이유가 바로 하지를 튼튼하게 하기 위해서이다. 어느 운동 치고 발을 사용하지 않는 운동은 없다. 젊음을 유지하고 건강하게 장수하기 위해서는 반드시 발을 사용하는 운동을 해야 한다. 발을 사용하는 운동을 할 때 유의해야 할 점 네 가지를 제안하면 다음과 같다.

　첫째, 자신의 나이나 체력을 고려해서 운동하라. 둘째, 규칙적이고 지속적으로 운동을 하라. 셋째, 자신의 기호에 맞는 운동을 택해서 하라. 넷째, 운동 후에는 충분한 휴식을 취하라.

　이렇게 함으로써 우리는 참된 건강관리를 할 수 있는 것이다.

　사람의 몸은 아무도 대신해 주지 못한다. 흔히들 건강의 현주소가 어디냐고 물으면 의아해한다. 중요한 것은 건강의 현주소는 우리 것이 아닌 내 것이라는 데 있다. 우리는 건강을 남의 것으로 생각하는 경우가 많다. 하지만 건강은 내 것이기 때문에 아무도 대신해줄 수 없다. 우리 주변에는 대부분 대행이 가능한 것들이 많다. 죄를 지어도 벌금형으로 대체하고, 사장 부재 시는 부사장 또는 전무가 이를 대행한다. 이처럼 사람살이에는 수많은 대행기관이 있으나 유감스럽게도 건강을 대신해 줄 것은 어디도 없다. 건강은 내 것인 동시에 내 가정의 것이다. 그러기에 내 건강은 내가 지켜야 한다. 우리는 다시 한 번 스스로에게 건강의 현주소를 물어보아야 한다. 이것이 관리시대의 자기관리에 속하는 부분이다.

영국 속담에 '인생에 지름길은 없다' 라는 말이 있다. 우리네 인생에 지름길이 있는 줄 모르겠으나 내일이 되면 오히려 더 먼 길을 걷지 않으면 안 될 것이다. 오직 걸을 뿐이다. 얼마나 보폭을 넓게 하고 성실히 걸을 수 있을지가 관건이다. 나 자신의 좌표를 정확히 설정하고 내가 살아온 길을 다시 한 번 냉철히 돌아보며 내일의 목표를 뚜렷이 해 제2의 생활전선에 임하는 마음가짐이 선행되어야 한다. 그러기 위해서는 매사에 감사할 줄 알고, 미안해할 줄 아는 보람된 삶을 설계해야 할 것이다. 건강은 재산이며 내가 움직이지 않고 있을 때는 부동산이요, 내가 움직이면 동산이 되는 셈이다. 이처럼 하나밖에 없는 내 건강을 누구에게 맡길 수 있단 말인가?

따뜻하면 살고 차가워지면 죽는다

대자연에는 '따뜻한 기운' 과 '차가운 기운' 이 공존한다.

두 기운은 서로 맞물려 조화를 이루면서 따뜻한 기운은 올라가고 차가운 기운은 내려간다. 좁은 곳은 빨리 가고 넓은 곳은 천천히 가며, 모이면 강해지고 흩어지면 약해지며, 항상 흐르고 사라지지 않으며, 대자연속에 존재하고 있다. 두 기운은 계절과 세월을 만든다.

하늘에 태양의 기운이 있을 때는 밝고 따뜻하며 낮이 되고, 달과 별의 기운이 있을 때는 어둡고 차가우며 밤이 된다. 따뜻한 기운이 모여 '봄'이 되고 극에 달하면 '여름'이 된다. 차가운 기운이 모이면 '가을'이 되고 극에 달하면 '겨울'이 된다.

 하늘에는 두 기운이 흐르면서 가뭄과 장마, 바람과 구름, 비와 눈, 이슬과 안개, 그리고 태풍을 만든다. 땅에서는 따뜻한 기운이 몰려 있는 지역이 열대지방과 사막이 되고, 차가운 기운이 몰려 있는 지역이 한대지방과 빙하지대가 된다. 모든 식물은 따뜻한 기운이 있으면 싹이 나고 성장하여 열매를 맺지만, 차가운 기운이 성하면 추풍낙엽이 되어 버린다.

 모든 동물과 인간도 따뜻한 기운이 강하면 순환이 잘 되어 잉태하고 성장하며 생명이 유지되지만, 차가운 기운이 있으면 질병과 노화가 생기고 죽음이 온다. 그래서 죽은 시체는 싸늘한 기운이 있다. 바닷물도 두 기운이 있다. 난류인 따뜻한 물과 한류인 차가운 물이 서로가 맞물려 흐름과 파도를 만들며 멈추지 않고 계속 흐르고 있다. 이와 같이 우주의 모든 만물은 따뜻한 기운과 차가운 기운, 이 두 기운의 흐름에 의해 변화되는 것이다.

 일찍이 이러한 자연의 이치를 간파한 우리의 선인들은 이를 '음양'이라 하였으며, 사람의 몸에도 이 두 개의 기운이 존재해야 건강한 것을 깨닫고 작은 우주와 같기에 사람의 몸을 '소우주(小宇宙)'라 하였다. 그리고 몸이 건강하려면 배는 따뜻하고 머리가 차가워야 한다는 뜻인 '두한족열(頭寒足熱)과 수승화강(水升火降)'이라는 단어를 만들고, 우리의 전통생활 속에 '두한족열과 수승화강의 생활문화, 정신문화, 건강문화'를 만들어 놓은 것이다.

　건강한 사람은 몸이 따뜻하다. 몸이 따뜻한 사람은 추위는 물론 더위도 덜 타며, 외부의 기온 변화를 이겨낼 수 있는 내성이 강하다. 그래서 건강한 사람은 똑같이 심한 일을 해도 질병에 시달리지 않는다. 그러나 반대로 건강하지 못한 사람은 기운이 허약하다. 약한 사람은 몸에 찬 기운이 많다. 몸이 차가운 사람은 추위와 더위를 잘 타고, 외부의 기온 변화에 민감하여 이겨내지 못한다. 그러므로 약한 사람은 날씨가 조금만 더워도 땀을 흘리고, 가슴에 열이 차며, 머리가 뜨거워 정신이 혼미해지고, 배가 차가워지며 앞에서 설명한 질환에 시달리게 되는 것이다. 이러한 증상의 응급처치는 머리와 가슴에 열이 있고 답답하여 의식이 없으며 배에는 찬 기운이 급격히 퍼져 손발이 차갑고 굳어가는 상태이므로 이와 반대로 몸을 따뜻하게 하고 머리를 차갑게 해주어야 한다. 몸이 따뜻하면 순환이 잘 되어 굳어가던 몸이 풀리고 머리는 차가워져 정신을 차리며 의식이 회복되기 때문이다. 이런 경우 민간요법으로 발을 따뜻한 물로 보온시켜주는 방법과 반신욕이 제격이다. 즉 평탕(平湯)을 하면 몸이 따뜻해지고 머리가 차가워지면서 혼미했던 정신이 맑아지고 빠져나가던 영혼이 다시 돌아오게 되어 곧 회복이 된다. 이와 같은 대자연 속의 두 기운이 일상생활 속에 깊숙이 자리 잡고 있는데도 불구하고 지금까지 온기와 냉기에 대한 기본지식이 부족했다는 것은 인류의 불행이다. 이러한 기본이 통용되고 상식이 되어야 한다. 질병에 노출되어 노화가 빨리 오고 생각이 작아져 고통을 받는 것이 운명이 아니다. 본인 스스로 주어진 환경 여건들로 인하여 몸을 차갑게 하는 생활을 했기 때문에 냉적(冷積)이 쌓여 생긴 것이다. 건강과 장수는 타고난 운명도 있지만 자기 스스로 몸을 따뜻하게 하는 생활이 습관화되어야 한다.

2

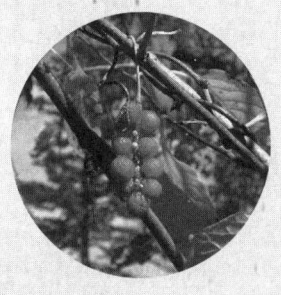

한약 - 알고 먹으면 보약, 모르고 먹으면 독약

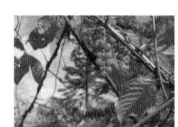

한약은 자연이다. 자연은 스스로 이루어지는 것이며, 조화를 통해 생명이 존재하게 된다. 한약은 바로 자연스럽게 생명을 유지하는 가장 자연스러운 방법을 처방해 줌에 다름 아니다. 우리가 일상에서 잘못 알고 있는 녹용, 홍삼, 경옥고를 비롯해 우리가 꼭 알아야 할 한방상식과 내 몸과 증상에 맞는 각양각색의 한약의 효능을 통해 한약재의 무궁무진한 치료세계로 안내한다. 하수오, 오미자, 복령, 토사자, 갈근, 은행, 익모초 등 생활주변에서 쉽게 구할 수 있는 한약재의 놀라운 효과와 처방 소개를 통해 내 몸을 위한 한약사용은 어떻게 해야 하는지를 쉽고 재미있게 안내해준다.

우리가 꼭 알아야 할
한약 상식

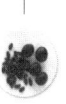

 한약이란 무엇인가

한약은 자연이다. 자연은 스스로 이루어지는 것이며, 조화를 이뤄야 생명이 존재하게 된다. 이처럼 한약도 조화를 이루는 학문이며 군,신,좌,사(君臣佐使)가 따르는 특징을 가지고 있다. 과거를 거슬러 보면 원시시대부터 현재에 이르기까지 모든 환경과 문화가 수없이 변해 와도 변하지 않은 것이 있다. 바로 인류가 먹는 식료품은 자연물이 최고라는 것이다. 동물도 야생동물은 진짜 자연 그대로 두는 동물을 말한다. 이러한 자연의 현상은 누구도 부정할 수 없다.

한약을 바라보는 시각은 보는 사람에 따라 다소의 의견 차이는 있다. 예를 들어 우리들이 잘 알고 있는 인삼을 보면 인삼의 주성분이 사포닌이라고 하는데 현대과학에서 아직도 인삼의 모든 성분을 분석해 내지 못하고 있고 아마 앞으로도 그럴 것이다. 눈에 보이는 성분만이 중요한 것이 아니다. 한약에는 기미(氣味) 모두 중요시한다. 비록 눈에 보이지 않지만 모든 것에는 기가 있다. 한 식물의 예를 보면, 칡은 양지에서만 볼 수 있는 콩과식물이며 다년생 한약 자원이다. 갈근이라는 한약재가 전분성분과 량(凉) 즉, 청열과 해표약의 성질을 갖는 것이 바로 이 때문이다. 음지에서 자란 식물은 양기가 강하다. 즉, 몸이 더우면 찬 곳을 찾는 것과 같은 이치다. 선인장은 고온, 건조한 환경에서 자라서 그 성질은 서늘하고 습기가 많아 화상을 입은 사람에게 처방하면 그 어떠한 연고보다 화기를 빨리 빠지게 해준다. 현대적 분석법도 좋지만 본래의 성질도 눈여겨보는 지혜가 필요하다. 근래에 '한약의 과학화'라는 말을 많이 하는데 필자는 이 말에 동의하지 않는다. 한약은 이미 충분히 과학적이기 때문이다. 현대의학에서 과학적 근거를 강조하지만 한약은 그보다 더 중요한 유구한 역사적 근거를 확보해놓고 있다.

반면에 얼마 전까지만 해도 처음에는 좋은 치료제로 각광을 받았던 스테로이드가 요즘 어떠한 취급을 당하고 있는가? 300년 이상 인체가 직접 여러 세대에 걸쳐 그 안전성을 검증받은 한약이 갖고 있는 역사적 근거의 중요성이 여실히 입증되고도 남는다. 그래서 필자는 '과학화'라는 말보다는 '객관화'라는 말이 더 맞는 표현이라고 생각한다. 현대과학이 실체를 입증하지 못한다고 해서, 보이지 않는다고 해서 가치가 없는 것이 아니다. 육안으로 보이지 않는 가치도 인정해줄 줄 알아야 한다.

홍삼을 장기복용하면 부작용도 높다

　우리는 일반인들이 알고 있는 건강상식을 그대로 신뢰해서는 안 된다. 우리가 흔히 체질에 관계없이 장기간 복용해도 부작용이 없다고 알려져 있는 홍삼에 대한 상식은 잘못된 상식이다. 보편적으로 어린이나 학생들이 홍삼을 장기간 복용할 경우 불안감, 불면증 등의 부작용이 생길 가능성이 매우 높다고 경고한다(참실련). 홍삼의 대표적 부작용은 혈압 상승, 가슴 두근거림, 불면, 두통, 소화 장애(인삼오남용증후군) 등으로 인삼의 부작용과 유사하다고 발표됐었다. 일반적으로 홍삼은 부작용이 없다는 잘못된 상식과 달리 홍삼도 인체의 기운을 끌어올려주고 인체의 기능을 활성화시켜 주기 때문에 인삼의 부작용과 별 다를 바가 없다.
　학생들의 경우 성인에 비해 대체적으로 체온이 높다. 공부와 학교생활에 집중해야 하는 시기에 장기간 홍삼을 복용할 경우 인체기능이 전반적으로 활성화되면서 불안감, 불면증, 피부발진, 불면 등의 부작용이 생길 수 있다. 또한 어린이들의 경우 급하게 열이 오르는 등 열로 인한 질병에 취약한 부분이 많은데 이런 어린이들에게 홍삼을 장기간 복용케 하는 것은 불덩이에 기름을 더하는 격이므로 각별한 주의가 요구된다.

홍삼에 대한 부작용은 지금까지 잘 알려지지 않아 우리나라의 경우 홍삼 복용 시 제한사항이 없지만 유럽과 미국 등에서는 홍삼의 부작용을 우려해 식품으로 복용할 경우 1일 2g 이상의 복용을 제한하고 3개월 이내로 제한하고 있다. 우리나라에서는 새 학기가 되면 아이들이 잔병치레를 하지 않고 공부에 집중할 수 있도록 부모님들이 건강식품 등을 복용하게 하는 경우가 대부분이다. 요즘과 같이 독감이 유행하면 학부모들은 더욱 건강식품에 신경을 쓴다. 특히 홍삼에 매달리는 경우가 많은데 자칫하면 면역력을 높이려다가 도리어 다른 부작용을 호소할 수도 있다. 3개월 이상 장기복용할 경우 나타나는 인삼오남용증후군의 대표적인 증상인 질 출혈, 유방통, 유방 부품 등의 부인과 질환으로 이어질 수 있기 때문에 무작정 홍삼이 폐경기 부인과 질환에 효과가 있다는 식의 보도는 오히려 약물의 오남용을 부추길 수 있다.

홍삼을 장기복용할 경우 부인과 질환으로 이어질 수 있음은 물론 유방암, 자궁암, 자궁근종, 자궁내막염 등 호르몬 대사에 민감한 부인과 질환이 있을 경우엔 홍삼 복용에 주의가 요구된다.

보약에 관한 오해와 진실

보약이란 뭘까? 어떠한 병을 치료하는 약은 치료약, 병이 없는데 먹는 약은 보약이라고 일반인들은 알고 있다. 또한 값비싼 약은 보약, 치료약은 보약보다는 싼 약이라는 보다 현실적인 이분법도 있다. 그러나 학술적 의미에서 두 가지 모두 맞지 않은 비교이다. 병이라는 것은 크게 두 가지로 나뉘는데 병의 초기에 사기(邪氣)의 힘이 강해 기혈 소통이 순조롭지 않아 발생하는 병이 실(實)이다. 또 하나는 장부(臟部)의 기혈(氣血)이 부족해 생긴 병인 허증(虛症)이다. 보약은 바로 이 허증을 치료하는 약이다. 즉, 기혈이 부족한 병을 치료하는 약을 보약이라고 보면 된다. 이런 의미의 차이로 나타나는 가장 큰 오해는 암에는 한약을 먹으면 안 된다는 것이다. 이 명제의 대전제는 '한약은 보약이다' 라는 것이고, 그래서 한약은 악성 종양을 키운다고 자연스럽게 받아들이는 것이다. 또 간에 한약이 해롭다는 오해도 많다. 해독의 기능을 하는 간장에 문제가 있을 때 한약을 복용하면 간에 더 무리를 준다는 속설 때문이다. 동양의학에서 보는 암은 장부의 옹저병(癰疽病)에 속하며, 초기 실증과 후기 허증으로 구별된다. 병의 단계에 따라 치료법은 사기를 제거하는 것이 우선되는 경우와 부정거사(不正去邪) 즉, 내 몸을 북돋아 병을 이겨내게끔 하는 방법이 있다. 즉, 한약이 보약도 아니지만 보약도 경우에 따라 암을 치료한다는 말이다. 한약을 쓰는 법을 다룬《동의보감》〈용약편(用藥扁)〉을 보면 형기용보사(形氣用補瀉)라 하여 형기의 상태에 따라 보법(補法)과 사법(邪法)을 구분해야 한다고 기록되어 있다. 이를 근거로《동의보감》은 환자의 연령을 고려하고 병의 신구를 살펴 환자가 젊은 사람이거나 갓 생긴 병일 때는 사기를 치는 것을 위주로 하고, 노인이거나 오랜 병이라면 허한 것을 보하는 것을 위주로 해야 한다고 했다. 〈용약편〉 첫머리에 이 처방을 제시해 그 중요성을 알게 했다. 즉, 병을 일으키는 병인과 병인을 내재한 사람을 구별해서 처방해야 한다는 것이다.

그렇다면 보약은 언제 먹는가? 보약의 일반적인 기능은 다음과 같다. 첫째, 정신적, 육체적 피로를 빨리 회복시켜 준다. 둘째, 인체에 부족한 영양물질을 보충하고 전신기능을 향상시킨다. 셋째, 인체의 약해진 장기조직기능을 개선해 본래 올바른 몸의 상태를 찾아준다. 넷째, 노화과정을 늦추며 세포의 재생을 촉진시킨다. 다섯째, 생체 저항력을 높여 질병을 예방하는 작용을 한다. 여섯째, 허약해서 생긴 질병을 다스려 빠른 회복을 돕는다. 일곱째, 뇌 신경계에 작용해 뇌수의 기능을 높이고 사고력과 기억력을 개선시킨다.

보약이 병이 없는데 먹는 약, 비싼 약이라는 의미로 통용되면서 생기는 또 하나의 폐해는 몸에 좋다는 수많은 한약재를 모두 섞어 달여 먹으면 보약이라고 여기는 것이다.《동의보감》〈용약편〉에 약귀간요(藥貴簡要) 약방유약낭(藥方猶約囊)이라는 내용이 있다. 처방은 간단하게 쓰는 것이 좋으며, 주머니를 졸라매듯 약을 신중히 써야 하고, 근거 없이 함부로 약을 쓰면 기를 상하게 할 수 있음을 경고하는 대목이다. 병증과 몸의 상태에 따라 부족한 부분을 보충하는 한약재를 넣어 균형을 맞춰 복용해야 안전하고 우수한 효과를 낼 수 있다는 점을 기억할 필요가 있다.

이미 죽어 버린 사람은 다시 살려낼 수 없고, 이미 망해 버린 나라는 다시 회복시키기 어렵다. 그래서 지극히 훌륭한 사람은 아직 생기지 않은 재난을 미리 대비하고, 아직 생기지 않은 질병을 미리 치료한다. 무릇 좋은 사람을 길러내기는 힘이 들지만 위태롭게 만들기는 쉬우며, 몸의 기운을 맑게 하기는 어려우나 흐려지게 하기는 쉽다. 그러므로 위엄과 덕망을 잘 베풀어야 나라를 보존할 수 있듯이, 지나친 욕심을 끊어 내야 몸을 튼튼하게 할 수 있다. 그래야 진기가 잘 보존되어서 온갖 질병을 미리 막아 장수의 꿈으로 끌고 갈 수 있다.(동의보감 내경편 신형문의 일부)

경옥고에 대한 상식

경옥고는 중국 명대 이연의 저서인 《의학입문》에 수록되어 있는 처방이다. 필자는 개소리 닭소리 안 들리는 깊은 산 속에 집을 짓고 경옥고를 빚어 본 적이 있다. 밤새 통 솥에 끓는 물소리를 견주어 가며 뽕나무 장작을 때다 보면 사이사이의 토막잠도 꿀맛이다. 밤의 피로를 풀기 위해 새벽에 경옥고를 푼 따뜻한 경옥고차를 한잔 마신다. 찻잔 옆에 붙은 찌꺼기도 아까워 다시 찻잔을 헹구듯 물을 부어 마신다. 오랫동안 경옥고를 만들면서 경옥고의 군약(君藥)은 아마 생지황과 복령이 아닐까 생각해 본다. 생지황의 맛이 단 것은 에너지원을 함유하고 있다는 뜻이며, 체액을 혈관 쪽으로 약하게 이동시킨다는 의미이다. 생진지갈(生津止渴) 하는 것은 체액량만 증가시킬 수 있고, 특히 혈액의 삼투압을 안정시킬 수 있다는 의미이다. 구증구포(약초를 찌고 말리기를 아홉 번 거듭하는 제조법)로 법제한 숙지황의 쓰임새 못지않게 생지황은 그 자체만으로도 주목할 만한 효자 한약재이다. 1년 동안 땅속의 정수를 뽑아 갈무리한 약성을 지닌 생지황은 무와는 다른 끈적이는 진액 같은 무엇이 있다. 즙을 짜고 반죽할 때 느낌에서도 맛에서도 그 무궁한 깊은 힘은 임상에서만 접해보았다.

 5일 동안 숙성을 통해 서로의 기운이 합해져 생지황, 인삼, 백복령, 꿀 등이 모여 통합적인 경옥고라는 명약이 탄생한다. 그러므로 생지황은 유독 혈액과 관련이 많다는 느낌을 지울 수 없다. 한약재에서 혈약으로 목단피와 작약이 있지만 생지황은 또 다른 느낌으로 혈액의 응체를 풀어주는 좋은 한약재이다. 생지황의 즙을 가열과 증발로 졸여나가면 찬 성질은 감해지고 마치 링겔처럼 메마른 땅을 적시는 보음 양혈의 좋은 효능을 가지게 된다. 백복령은 썩지 않고 변하지 않는 영생불멸의 기운을 가진 약이다. 자양분을 주는 소나

무의 뿌리는 썩어 사라져도 복령은 오랫동안 생생히 살아 숨쉰다. 복령의 주성분은 물에도 잘 녹지 않아 가루로 만들어 통째로 먹어야 효과가 좋다. 맛이 단 것은 에너지원을 가지고 있다는 의미이며, 혈당은 내리고 알코올 추출물은 심장의 수축력을 증가시키며, 면역 증강작용, 항종양작용이 있다.(원색한국본초도감) 그런 의미에서 본다면 경옥고는 영생불멸의 기운을 담은 복령을 매일 먹기 위한 한 방편일 수도 있다. 벌꿀은 수많은 벌들이 티끌 모아 태산을 만든 정화수이다. 벌들은 빽빽하고 치밀하게 자신과 자손이 생명을 이어갈 양식을 압축하여 갈무리한다. 경옥고에서는 생명을 이어갈 양분을 좋은 꿀에서 취하였다. 벌꿀과 한약재가 반죽이 되면서 중탕으로 고아져서 작은 양으로도 큰 에너지를 낼 수 있게 응축시킨다.

경옥고는 젊음을 추구하던 옛 사람들이 영생불멸의 기운을 매일 먹기 위한 방편일 수도 있다. 경옥고에는 인삼이 들어가지만 소량이라 생명을 불어넣는 촉매와 같은 역할이 아닐까 한번 생각해 본다. 풀무질을 하듯 경옥고를 통해 들숨 날숨을 계속 이어나가는 추동력을 인삼으로 역할을 하게 한 것이 아닐까? 5일간의 밤낮을 아우르는 작업을 마친 다음 반드시 거쳐야 할 숙제가 있다. 바로 숙성의 문제이다. 앞의 4종류의 한약 재료가 섞이긴 했지만 하나의 기운으로 통일되기 위해선 부족하다. 차분히 가라앉는 숙성의 기간을 통해 서로의 기운이 합해져 생지황, 백복령, 인삼, 벌꿀이 아닌 경옥고라는 명약으로 탄생하는 것이다. 경옥고의 완성도를 좌우하는 깊은 효과는 숙성의 정도에서 나온다는 것을 오랜 경험을 통해 알게 됐기에 의미를 전달해 본다.

경옥고에 대한 수많은 문헌들을 찾아 보면 무병장수를 꿈꾸는 많은 사람의 욕구를 맞추기 위해 많은 의생들이 고민했던 흔적을 읽을 수 있었다. 나날이 쇠약해져 가는 육신을 바라보며 젊음을 유지하고자 했던 그 시대 사람들의 고민은 곧 우리에게도 현실로 다가올 것이다.

《동의보감》〈내경 신형편〉의 제일 첫 머리에는 경옥고의 효능에 대해 이렇게 기록되어 있다. "최고의 궁중보약으로 건강하고 오래 살게 하는 약이다." 경옥고는 인체의 모든 장기에 활력을 주어 허약한 기관을 회복시키는 효과가 뛰어나며, 아울러 수명을 연장시킬 수 있는 명약이며, 남녀노소 체질에 관계없이 음용할 수 있는 효자약이다.

황제의 보약, 공진단(供辰丹)의 상식

공진단은 중국 원대 위역림(中國 元代 危亦林)의 저서 《세의득효방(世醫得效方)》(1337)에 수록되어 있는 처방이다. 황제의 보약이라 불리는 이유는 중국 원나라 때 명의 위역림이 공진단을 창안한 이래 실제 황실에만 진상된 귀한 약이기 때문이다. 공진단은 최고 공(供),

별 진(辰)에다 불로장생을 꿈꾸며 도를 닦는 사람들이 먹는 약인 단(丹)이라는 이름을 붙인 데서 유래했다. 이렇듯 공진단은 불로장생을 꿈꾸는 인간의 오랜 염원을 담고 있다. 동양의학의 원전인 《동의보감》에는 "품부허약(稟賦虛弱), 즉, 허약한 체질을 타고난 사람이라도 공진단을 복용하면 선천적 원기를 굳게 하게 하여 신수(腎水)를 오르게 하고 심화(心火)를 내리게 하여 온갖 병이 생기지 않는다."고 기록돼 있다. 그만큼 공진단은 질병 예방과 건강 유지에 탁월한 효과를 지닌 최고의 명약이다. 남녀노소 누구나 복용할 수 있는 공진단은 우선 체력 및 정신력 소모가 심한 수험생이나 스트레스, 음주로 간기능이 약해져 만성피로에 시달리는 직장인들에게 좋다. 노인의 경우 노화에 따른 체력 및 면역력 저하, 기억력 감퇴 등에 뛰어난 효과가 있다. 공진단은 허약 체질과 양기 부족, 만성피로, 노화 방지에 좋고 특히 간 기능 개선에 효과가 뛰어나다. 공진단의 효능이 이렇다 보니 시중에는 제대로 되지 않은 한약재로 만든 공진단이 간혹 발견된다. 원재료 이외에 다른 한약재들을 섞는가 하면 공진단이 아닌 일반 약재를 공진단이라고 속여 파는 경우도 적지 않다. 지난해 한 방송사의 유명 프로그램은 공진단에 들어가는 한약재를 속인 가짜 공진단이 시중에 유통된다며 고발하기도 했다. 공진단은 녹용, 산수유, 당귀신, 사향 등을 기본 한약재로 배합하여 만들어진다. 그중에서도 공진단의 최고의 한약재인 사향은 인체에 막힌 기(氣)의 흐름을 뚫어 순환시키는 역할을 한다. 녹용은 원기 부족, 피로 개선과 단백질 에너지원을 공급하고, 당귀는 복강 내의 혈관을 확장시키며 투과성을 증가시킨다. 또한 산수유는 체액과 소화액을 혈관 쪽으로 흡수하며, 특히 단백질대사에 작용하며 체내에 혈을 보강시키는 작용을 한다.

　이렇게 만들어진 공진단은 한제에 수백 만 원을 호가한다. 이유는 바로 사향 때문이다. 사향은 사향노루 한 마리당 20g 정도밖에 나오지 않는 데다 최근 사향노루가 멸종위기에 처한 야생동식물 보호협약에 의한 거래허가 품목으로 지정돼 있어 구매하기 어려운 실정이기 때문이다. 따라서 이 귀한 사향이 공진단에 들어가기 쉽지 않다는 예측이 가능하다. 더불어 공진단에 따라붙는 가격 거품, 환경 파괴, 가짜 시비는 사향에서 비롯된다. 실제 앞서 언급한 방송 프로그램의 조사 결과 상당수 제품에서 사향의 지표물질이 검출되지 않았거나 턱없이 부족한 것으로 드러났다. 심지어 고가의 사향을 진품으로 속이기 위해 비슷한 색을 내는 불개미를 넣거나 합성사향을 첨가한 업자도 있는 것으로 전해졌다. 사정이 이렇다보니 소비자들이 사향만을 공진단의 판단기준으로 삼는 것은 곤란하다고 본다. 최근 들어 사향 대신 천연원료를 절묘하게 배합해 효능을 높인 다양한 한방의 과학적 시도와 개발이 활발하다.

　국내산 청정 토종 한약재를 중심으로 구성한 건강식품이나 한약을 대표적인 예로 꼽을 만하다. 사실 공진단 구성 한약재 가운데 사향은 침향이나 배초향 또는 목향 등의 한약재로도 대신할 수 있다.

이들 한약재는 몸의 기운을 소통시키는 데, 그 효능이 사향에 뒤지지 않음이 증명된 바 있다. 최근 들어 공진단은 건강을 생각하는 많은 사람들에게 익숙해졌다. 우리의 한약이 과학화를 거듭하는 만큼 공진단을 접하는 소비자들의 지혜도 보다 성숙해지길 기대한다.

간기능 보호 한약재들

동양의학계는 그동안 한약재의 안전성과 독성문제를 규명하기 위해 다양한 노력을 기울여왔다. 일본이나 중국에서는 서양의사들이 한약을 가지고 문제 삼는 경우가 없다. 왜, 전공분야가 아니기 때문이다. 하지만 유독 우리나라에서만 한약재의 성능 여부를 놓고 왈가왈부한다. 한 한방병원이 입원환자를 대상으로 한약 복용과 환자 간 수치를 비교 분석한 연구결과를 보면 한약을 복용 중인 입원환자 152명을 대상으로 혈액 내 생화학적 수치 변화를 확인한 결과 오히려 간기능과 심장기능 회복에 많은 도움이 됐다는 통계데이터를 제시한 적이 있다. 여기에는 간기능 회복에 많이 쓰이는 청피, 백화사설초, 영지, 운지, 금은화 등이 간세포 면역력을 높이고 바이러스를 억제하는 기능을 지녔기 때문이다. 이러한 한약재 이외에도 오미자, 작약, 패장초, 인진초 등 간세포 재생을 촉진시킬 한약재들을 조합해 항체 생성과 간세포 섬유화를 억제해 간경변증으로의 전변 또한 예방이 가능했다.

2006년 대한한의학회 주최 학술대회에서 발표한 한약 복용이 간 기능에 미치는 영향에 대한 임상연구(윤영주 현 한국한의학연구원 선임연구원) 논문을 살펴보면 한약을 복용한 204명의 환자를 대상으로 음주, 간담도 질환 과거력, 양약과 복합 투여, BMI(신체비만지수), 건강상태, 부작용 등을 조사한 결과 한약과 독성간염(일반적으로 AST나 ALT 등 어느 한 가지가 정상 상한치의 2배 이상 증가한 경우)이 무관한 것으로 나타났다. 그런데도 한약을 복용하면 간 손상을 일으킨다는 일반인의 인식이 교정되지 않고 있다.

동양의학계의 연구 활동과 안전성에 대한 노력이 국민적 이해와 공감을 충분히 얻지 못하고 있다는 방증이 아닐 수 없다. 현재 동양의학계에서 상용하는 한약재 대부분은 생화학 검사 결과 무독한 것으로 밝혀졌다. 그러나 일부 부자, 반하, 남성, 청목향 등 일부 한약재가 간 수치를 높이지만 법제과정을 철저히 거친 경우는 독성을 제거하고 다른 한약재와 같이 쓰므로 중화작용이 충분하다. 마찬가지로 독성이 있는 다른 한약재도 대한약전에 기록된 포제를 하므로 안전하게 사용하고 있다. 문제는 전문가의 도움 없이 민간약으로 임의로 사용하다 간 독성을 일으킨 경우가 간혹 있다는 것이다. 구전에 의하면 옛날부터 잘 알려진 인진쑥도 간에 좋다며 민간약으로 많이 써왔다고 한다. 하지만 간에 좋다고 알려진 인삼도 간열증이 있는 사람은 좋지 않고, 인진초도 간과 담에 노폐물이 낀 간담습열

(肝膽濕熱)자의 경우에만 도움이 되며 간허증에는 부작용이 생길 수 있다. 대부분의 한약재는 탕제로 먹기 때문에 중화제 역할을 잘 하고 있으므로 한약재의 독성물질에 대한 국민적 오해가 하루빨리 종식되도록 동양의학을 전공한 자들은 명확한 근거자료를 지속적으로 제시하고 대국민 홍보활동에 적극 나서야 한다. 그래야만 한약의 국민적 오해를 종식시킬 수 있다.

쌍화차(雙和茶) – 만성피로에 특효약

쌍화차는《동의보감》〈제방(諸方)〉을 출전으로 적고 있으며《방약합편해설》에서는 〈태평혜민화제국방(太平惠民和劑局方)〉에 수록되어 있는 처방이다.

인체는 통측불통 불통측통(通側不通 不通側通)이 되어야 한다. 즉, 통하면 아프지 않고 안 통하면 아프다. 물론 잘 소통이 되어야 건강한 삶을 살아 갈 수 있다. 오늘의 이 시대에 절실한 소통에 걸맞은 우리 한약의 대표차가 바로 쌍화차이다. 차는 손님과 주인이, 나와 남이 대면하면서 어색한 분위기를 누그러뜨리는 도구이자 격식이다. 그러므로 옛날부터 차를 마시는 행위는 하나의 문화다. 커피가 국민의 차로 변질된 오늘날, 다시 복구하고 싶은 우리의 아름다운 차문화, 쌍화차를 권하고자 한다. 쌍화차(雙和茶)의 쌍은 음양의 한

쌍을 의미하는데, 쌍화를 쉽게 이해한다면 손님과 주인이, 부부가 함께 마시면 부부 사이가, 나와 남이, 내 몸속의 기(氣)와 혈(血)이 함께 화평해진다는 뜻이다. 그래서 상대방에게 쌍화차를 대접하는 것은 나는 너와 화목하게 지내고 싶다는 의도가 바탕에 깔리게 된다. 나를 찾은 손님을 위해 정성들인 쌍화차를 끓이고, 주인이 베푸는 쌍화차의 의미를 고맙게 받아들이며, 웃으며 담소를 나누는 두 사람, 생각만 해도 정겹지 않은가. 쌍화차의 이름에는 그런 속뜻이 숨어 있다.

  쌍화차는 대지가 얼어붙고 매서운 겨울바람이 뼛속까지 느껴지는 계절에 제격이다. 쌍화차의 주재료는 백작약, 황기, 당귀, 천궁, 숙지황, 계피, 감초, 생강, 대추 등이다. 대추를 달인 차는 허해진 몸과 마음을 달래준다. 작약과 감초는 뭉친 근육과 근육의 경련으로 인한 통증을 풀어 주고, 복강 내에서 체액과 소화액을 혈관 쪽으로 강력하게 이동시켜 체액을 증량시키고 문맥의 흐름을 촉진시킨다. 숙지황, 당귀, 천궁, 작약은 혈액을 보충하고, 복강 내의 혈관이 확장되고 투과성을 증가시켜서 내외중에서의 체액의 순환을 촉진한다. 생강, 계피는 혈맥을 잘 통하게 하고, 황기, 대추는 기운을 도와 원기를 보충한다. 특히 체력과 정력이 약해졌을 때, 과음했을 때, 풀리지 않는 일로 스트레스를 많이 받았을 때, 추운 날씨에는 따뜻한 쌍화차가 건강을 지켜주는 최고의 선물이 될 것이다. 오늘날 우리는 융합과 소통의 시대를 맞이하고 있다. 부부 싸움 후 남편이 끓여 아내에게 권하는 한 잔의 쌍화차, 찬바람에 떨면서 데모하는 노동자들에게 사측이 건네는 한 잔의 쌍화차, 서로에게 권하는 소통과 화합의 메시지가 있는 따뜻하고 정겨운 쌍화차 문화가 그리워진다.

동충하초(冬虫夏草)

중국의 등소평은 93세까지 장수를 누렸다. 등소평은 동충하초를 자양강정식으로 상시 복용했다고 한다. 한약의 대표격인 인삼, 녹용과 더불어 중국의 3대 한방재료로 널리 쓰이고 있는 동충하초는 요즘 들어 우리나라에서도 관심이 지대해지고 있다. 그 효능이 알려지면서 각종 응용식품이 속속 시판되고 있는 중이다.

동충하초란 무엇인가? 말 그대로 겨울철의 곤충이 여름철에는 풀이 된다는 것이다. 즉, 겨울철, 곤충과 함께 굳어져 자실체(버섯)가 된 것을 이르는 말이다. 그러므로 동물이라고도 볼 수 없고 식물이라고 할 수도 없는 중간 상태의 존재이다. 바꾸어 생각해 보면 동물과 식물의 정기를 모두 갖고 있는 양성자라고 표현할 수 있다. 동충하초는 옛날부터 중국에서 신비한 전설 속의 영약으로 알려져 오던 한약재이다. 중국의 운남성과 귀주성 등 해발 4,000m가 넘는 고원지대에서 희귀하게 자생하는 것으로 제한된 일부 사람들에게만 유통이 되었다. 그런데 최근 국내에서 대량재배 기술을 개발해 일반인들에게 한 걸음 다가서는 계기가 마련되었다. 동충하초를 복용하면 체내 면역력이 강화돼 체력을 보강하고, 아울러 스테미너를 충만케 하는 효과가 있다고 한다,

  수 년 전 일본의 히로시마 아시아게임에서 중국의 육상선수단이 동충하초를 복용하여 신기록을 세운 일이 있었다. 그로 인해 세간의 이목이 집중되어 한차례 동충하초 붐이 일어나기도 했는데 우리나라에서도 최근 들어 여러 임상 연구를 추진하고 있는 중이다. 중국 고대의 문헌들을 보면 동충하초에 대한 언급을 찾아 볼 수 있다. 중국에서는 최초로 《본초종신(本草從新)》에 그 기록이 남아있다고 하는데 그 외에도 《본초강목》, 《감원소식》에서도 동충하초에 대한 내용을 찾을 수 있다. 우리나라의 《동의보감》에도 예외 없이 효능이 소개되어 있다. 일찍감치 동충하초를 이용해 건강식을 만들어 먹었던 중국인들은 현재 이것을 오리와 함께 탕으로도 끓여 보양용으로 애용하고 있다. 동충하초의 종류만도 수십 가지가 넘는데 보통은 박쥐나방의 유충을 기주로 한 것과 나비의 번데기, 죽은 매미, 그밖에 다양한 종류의 곤충이 모두 해당된다고 할 수 있다. 우리나라에서는 누에를 이용한 일명 누에 동충하초가 가장 일반적이다. 국내 시판되고 있는 것의 대부분이라고 해도 과언이 아니다. 그 모습이 마치 눈꽃 같다고 해서 눈꽃 동충하초로 불리기도 한다. 동충하초를 먹는 방법에는 여러 가지가 있는데 동결 건조된 것을 가루

를 내어 복용하는 방법이 있고, 여러 한약재와 함께 엑기스 형태로 만들어 한약처럼 먹는 방법, 또 각종 요리에 첨가하거나, 술을 담궈 마시는 방법 등이 있다. 그 중에서도 보편적으로 먹기 쉬운 방법은 음식에 첨가해 먹는 것이다. 음식에는 특별히 가리지 않고 어디에나 잘 맞기 때문에 자신의 취향에 따라 어떤 요리에 가미해도 손색이 없다. 중국에서는 동충하초의 자실체를 이용해 만든 수프가 고급 요리로 각광을 받고 있다.

내 몸과 증상에 맞는 한약

 참깨와 하수오 – 머리를 검게 하는 특효약

하수오(何首烏)는 마디풀과에 속한 다년생 식물이며 전분성분을 제일 많이 보유하고 있으며 강정약으로 잘 알려져 있다. 의학고전에는 하수오는 피를 보하고 근육과 골격을 강하게 하며 머리카락을 검게 하고 스테미너를 높이는 작용이 있다고 기록되어 있다. 하수오는 추위를 타지 않게 하고 건강을 유지하는 효과에서 지황(地黃)이나 천문동(天門冬)보다 효능이 뛰어나다. 하수오는 노화를 막고 장수하게 하며 추위를 타지 않게 하는 뛰어난 약효를 지니고 있다. 한 자료에 의하면 하수오는 몸이 쇠약하든가 늙으면 인체 내에서 생기는 형광색소물질인 리포푸스친 발생을 막는 항노화작용을 한

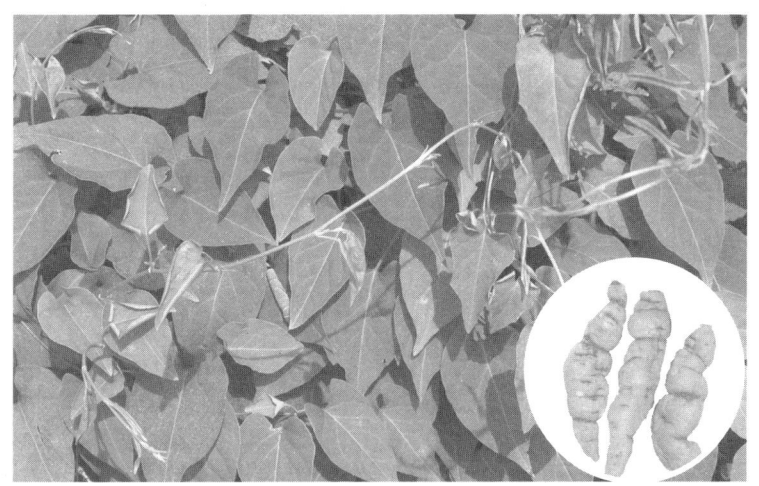
하수오

다고 한다. 예전엔 100살 장수보약으로만 써 오던 하수오가 최근 항노화효과도 있다는 것이 과학적으로 밝혀졌다. 하수오는 안트라키논배당체와 레시킨, 지방, 다당 등이 들어 있으므로 핏속 지방함량을 낮추고 심장과 신경계통을 튼튼하게 하는 작용을 한다는 것이 확인되었다. 그러므로 동맥경화증, 고지혈증, 간염, 심장혈관계통 질병, 간경변, 신경쇠약 등에 효과가 있다. 하수오의 뿌리는 굵은 고구마 모양을 하고 있는데 동양의학에서는 강정효과가 뛰어나 예로부터 불로장생의 한약재로 구분되었다.

하수오라는 이름에 얽힌 재미있는 전설이 있다.

나이에 비해 머리에 새치가 많아 백발이 성성했던 한 사람이 있었다. 그런데 어느 날 사람들이 지나가는 그를 보니 머리가 새까맣게 변해 있었다. 그래서 어찌된 일이냐고 물었더니 그는 아무 말 없이 풀뿌리 하나를 내밀었다. 그것이 하수오라는 이름을 얻게 된 유래이다. 좀 어처구니없고 싱겁기도 한 이 이야기가 약명을 결정짓게 된 계기였던 것이다. 하수오란 뜻은 '어찌하여 머리가 까마귀처럼 검어졌소?'라는 의미이다.

  하수오를 꾸준히 복용하면 정말 거짓말처럼 머리가 검어진다고 한다. 그러나 좀체 믿기 어려운 얘기이다. 이 신비스러운 전설의 약재, 하수오에 곁들여 보다 믿을만한 효능을 갖고 있는 참깨(黑芝麻)를 함께 복용하면 금상첨화이다. 옛 문헌《식표 본초》에 의하면 참깨는 호마유의 성분이 제일 많이 들어 있으며 위와 장의 기능을 다스리고, 혈맥을 도와 피부를 윤택하게 하고, 머리가 세는 것을 방지하며, 수명을 연장시킨다."고 돼 있다. 옛문헌을 근거로 새치를 검게 하는 비전의 묘약을 소개해 본다.

  하수오 200g을 깨끗하게 씻어 두 번 정도 쪄서 참깨 250g과 물을 함께 섞어 믹서로 갈아 냄비에 옮겨 벌꿀을 넣고 약한 불로 걸죽할 때까지 끓여서 식힌다. 이 약재를 냉장고에 보관하고 매일 한 숟가락씩 복용하면 된다. 기능성식품 정도로 생각해 장복하면 좋다.

  하수오와 참깨는 아직 새치가 나지 않은 사람에게도 도움이 된다. 연수단이란 처방을 보면 하수오 900g, 우슬 300g, 검정콩 300g을 함께 쪄서 익힌 다음 건조를 시켜 가루를 내어 환으로 비벼 매일 식전에 30~40환씩 장복하면 효과를 극대화할 수 있으며, 건강 장

☞ 집에서 쉽게 조리해 먹을 수 있는 몸에 좋은 곡식

갱미	우리가 주로 먹는 밥으로 인체에 기본 정기를 줌
진름미	3~5년 묵힌 쌀로 설사를 멎게 하고, 위장을 보강하며, 약에 넣고 끓여서 복용함
찹쌀	떡, 술, 엿 만들 때 주로 씀. 황달, 당뇨병 치료에 효과 있음
청량미	쌀알이 시퍼런 쌀로 식초에 버무렸다가 햇볕에 말리는 과정을 100번 반복 후 미숫가루로 만들어 먹음. 보양식.
백량미	쌀알이 흰 것으로 열을 내리고 기운을 보함
기장쌀	좁쌀과 비슷하게 생긴 쌀은 폐를 튼튼하게 함. 이삭이 붉고 쌀알이 노란 쌀은 설사와 갈증 치료에 효과 있음. 찰기가 있는 쌀은 대장을 보하고 각종 피부병 치료에 효과 있음
소맥	열을 내리고 소변을 잘 보게 한다. 수면 과다 치료에 효과 있음. 밀로 만든 누룩은 소화제로 사용함
보리	몸을 보하는 데 가장 좋은 곡식으로 풍기가 사람짐
쌀보리	보리를 찧어 만든 가루는 소화가 잘 되고 갈증이 없어짐. 엿기름은 소화를 촉진하고 명치 끝이 답답한 것을 치료함
메밀	몸 속의 이물질은 바깥으로 밀어내고 정신을 맑게 함. 메밀가루는 몸 속에 종기가 생겨서 앓을 때 먹으면 효과가 있음
율무	팔다리에 힘이 없어지는 각기병을 치료함
검은 참깨	쪄서 아홉 번 햇볕에 말린 걸 보약으로 씀. 볶지 않은 참깨로 짠 참기름은 열을 내리고 변비나 탈모증 치료에 좋음. 볶아서 짠 참기름은 식용이나 불 밝히는 데만 사용함
흰 참깨	폐를 보하고 얼굴을 윤택하게 함. 볶아서 짠 참기름은 열독을 없앰
검정콩	감초와 함께 달여 해독제로 씀
콩	오장을 보하고 창자와 위장을 따듯하게 보함. 콩가루는 위장의 열을 치료함
녹두	몸 속을 편안하게 하고 정신을 안정시키며 기를 잘 돌게 함
완두	비위를 북돋우고 기를 고르게 하며, 위장에 열이 있는 것을 치료함
붉은 팥	소변을 잘 보게 하고 종기와 당뇨, 설사를 치료함. 붉은 팥 잎은 소변을 자주 보는 것과 갈증나는 것을 치료함
좁쌀	신장과 비위를 보하고 소변을 잘 보게 함. 해열제로 씀

수하여 흰 머리카락이 검어진다고 한다.

  또한 미역이나 다시마 같은 해조류를 가미해 병용해서 먹으면 그 효과를 극대화 시킬 수 있으므로 불로장생의 식이요법으로 수천 년 전부터 중국의 관료들은 장복하고 있다.

녹용 – 우리 몸의 정기와 피를 도와주는 한약

  평소 인간이 즐겨 먹는 먹거리도 그렇지만 특히 한약은 그 성질이 특이하다. 다른 사람에게 좋은 약이 자신에게는 해가 될 수 있는 경우가 많다. 시중에서 편하게 알고 있는 상식 중에서 우리가 잘못 알고 있는 것들이 너무나 많다. 특히 '어릴 때 녹용을 먹으면 머리가 나빠진다'는 말은 누구나 한번쯤은 들어봤을 법한 속설이다. 옛날부터 녹용은 우리 몸의 정기와 피를 도와주는 한약 중의 최고의 보약이다. 어린이의 성장을 촉진하고 면역성을 증가시켜 각종 감기, 알레르기 등 호흡기 질환에 잘 걸리지 않고 건강하게 자라도록 도와준다. 평소 편식, 잦은 감기, 설사, 식욕 부진 등으로 인해서 허약하고 성장이 부진한 소아에게 아주 효과가 뛰어난 한약재가 바로 녹용이다. 여러 편의 논문에 의하면 녹용은 뇌세포의 활성도를 촉진시켜 머리를 총명하게 한다고 했다. 녹용을 먹으면 머리가 나빠진다는 말은 조선시대 때 궁중에서 소실들이 자신의 자식들에게 녹

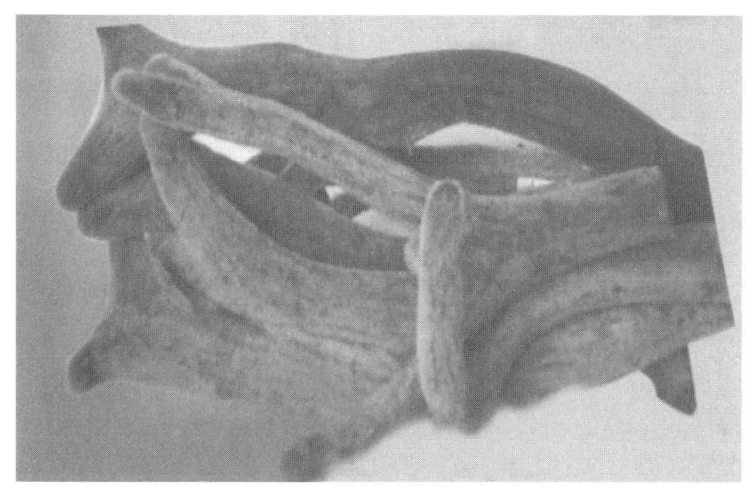
녹용

용을 먹이기 위해 약을 빼돌리는 등 녹용 도난사고가 자주 일어나자 이를 막기 위해 어의가 꾀를 내어 퍼뜨린 속설이다. 즉, 녹용을 먹으면 머리가 나빠진다고 헛소문을 퍼뜨렸는데 이 거짓말이 전해져 내려온 것으로 전혀 근거가 없는 말이다.

녹용은 대표적으로 공진단에 많이 쓴다. 녹용은 단백질적인 에너지원을 공급하는 효능이 있다. 녹용과 함께 쓰는 약재로는 당귀와 산수유가 있다. 녹용에 당귀를 섞으면 복강 내의 혈관을 확장시키며 투과성을 증가시키고, 산수유를 함께 쓰면 체액과 소화액을 혈관 쪽으로 흡수하며, 특히 단백질대사에 큰 작용을 한다. 아울러 사향은 혈액순환을 강화하며 모세혈관의 투과성을 증가시키고, 강한 향기는 신경전도에 영향을 끼쳐 특정한 반응을 이끌어낸다.

이처럼 동양의학에서는 한약재의 조합으로 약효를 극대화시키는 처방을 한다. 아무리 좋은 녹용도 한 가지만 가지고 큰 효능을 기대할 수 없다. 녹용을 황주(黃酒)나 양젖, 우유에 적셔서 살짝 굽는 것은 소화 흡수력을 증가시키는 동시에 야생동물의 뿔의 일종이기 때문에 소독의 효과도 기대하면서 더욱 많은 단백질 에너지원을 공급하기 위한 방법이다. 남녀노소를 불문하고 피로는 신체기능을 퇴화시키므로 사전에 피로를 예방할 때 대표적으로 많이 사용하는 한약재가 바로 녹용이다. 인간이 무엇인가를 먹는 것은 그 생명체의 기운을 얻는 것이다. 이미 시들어 버리거나 죽어버린 생명체에서는 좋은 생명의 기운을 얻기 힘들다.

오미자(五味子) - 갈증과 기침 치료의 특효약

오미자란 여러 가지 맛을 고루 갖춘 씨라는 뜻이며, 약리에는 대뇌피질흥분작용, 혈압강하작용, 거담진해작용, 호흡흥분작용이 있다. 강심효과가 나타나고, 당 대사 촉진과 간장 내에서 당원 분해에 관여하며 세포면역기능의 증강작용이 나타난다. 자궁흥분작용, 담즙분비촉진작용, 위액분비조절작용이 있고 시력 증대, 시야 확대작용도 나타난다.(원색한국본초도감)

오미자의 산(酸)한 맛은 체액을 혈관 쪽으로 이동시킨다는 의미이

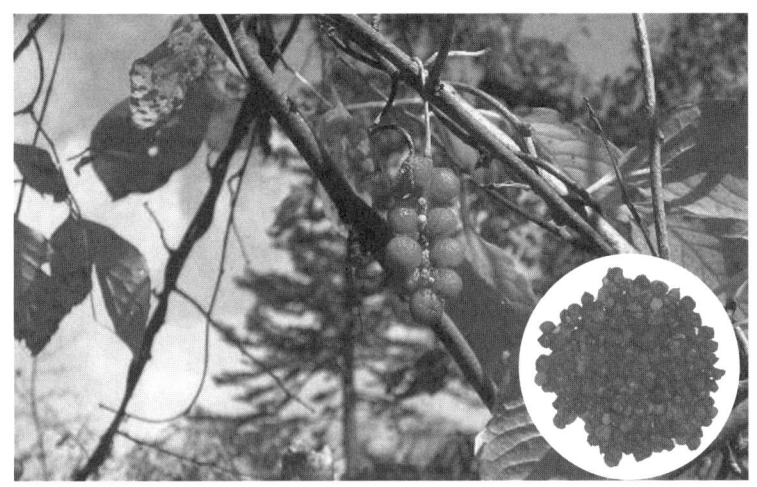

오미자

며, 온(溫)한 성질은 혈관을 확장시킨다는 뜻이다. 따라서 오미자는 혈관을 확장시키는 작용과 체액을 혈관 쪽으로 이동시키는 데 이런 작용은 주로 폐(肺)와 위(胃)에서 이루어진다.

더운 여름에 땀을 흘리는 것은 당연한 일이지만, 지나치게 많은 땀을 흘리는 것은 문제다. 이런 증세를 망양증이라 하는데, 양기를 잃어버리는 증세라는 뜻이다. 이럴 경우 오미자로 차를 만들어 마시면 좋다. 오미자는 갈증과 기침 치료에 효과가 있기 때문이다.

오미자는 목련과에 속하는 관목인데 그 열매가 달고, 시고, 쓰고, 맵고, 짠 맛을 고루 갖추고 있다 해서 이런 이름을 갖게 되었다. 오미는 한자로 감, 산, 고, 신, 함(甘酸苦辛鹹) 등이며, 오미자는 이 가운데 신맛 즉, 산미가 가장 강하다. 신맛을 내는 말산과 사과산, 타르타르산을 많이 함유하고 있기 때문이라고 한다. 신맛을 가진 식품은 기운이 몸 밖으로 빠져나가는 것을 막고 땀샘을 조절하는 작용을 한다고 한다.

오미자는 갈증과 기침 치료 외에도 강장작용이 있고 심장활동을 도와서 혈압을 조절하는 효과도 있다. 이밖에 급성황달형전염성간염에도 좋다는 임상결과도 보고되었다. 오미자는 여러 가지 맛만큼이나 많은 효능이 있는 한약재인 셈이다. 오미자를 이용한 음식으로는 오미자 응이와 오미자차가 대표적인데, 전자는 오미자즙에 녹두가루를 가라앉혀 만든 녹말을 넣고 끓이는 것이고 후자는 오미자를 넣고 끓인 후 설탕이나 꿀을 가미하여 마신다. 신문이나 사물에 내재된 뜻과 의의를 가리키기도 한다. 음미, 흥미, 취미 등의 미가 그러하다. 즐거운 기분과 흥취를 재미라고 하는데, 이 말도 '자양분이 많고 좋은 맛'이라는 뜻의 자미가 변해서 이루어진 말이라고 한다.

복령(茯苓) – 심신을 안정시키는 신장에 좋은 약재

복령에 얽힌 옛날이야기가 복령의 오묘한 약효를 더욱 선명하게 보여준다.

아주 옛날 어느 마을에 한 관리가 살았는데, 그에게 소령(小玲)이라는 딸이 있었다. 그 집에는 소복(小伏)이라는 남자 하인이 한 명

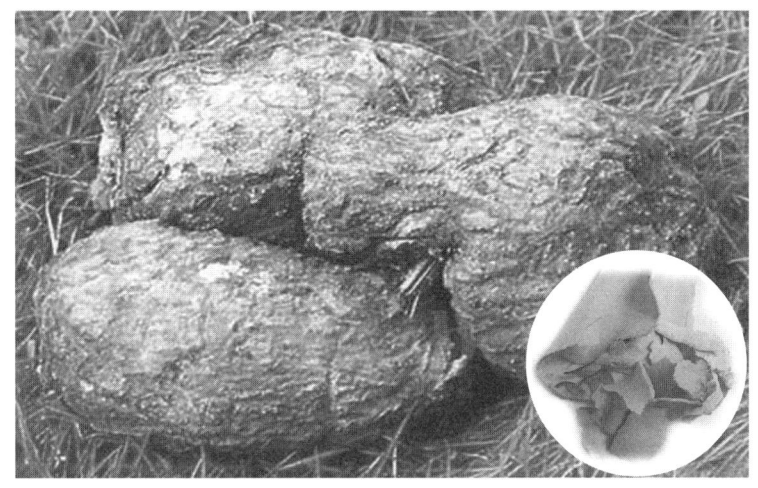
복령

있어 두 사람은 서로를 깊이 사랑하게 되었다. 소령의 아버지가 딸을 부잣집 아들과 혼인시키기로 결정한 것을 눈치챈 소령과 소복은 한밤중에 도망을 쳐 어느 작은 마을에 이르게 되었다. 그러나 소령은 추위에 지치고 병이 들어 그만 자리에 드러눕고 말았다. 그러던 어느 날 소복은 약초와 먹을 것을 구하기 위해 활을 메고 산으로 들어갔는데, 마침 산에서 토끼 한 마리를 발견하고 활을 쏘아 토끼 뒷다리를 맞혔다.

토끼는 다친 다리를 끌고 한참을 달아나다가 소나무 곁에 이르는가 싶더니 어느새 온데간데없이 사라지고 화살만 남아 있는 것이었다. 소복이 화살을 집어들자 그곳에 시커먼 구멍이 있었고 이것을 기이하게 여긴 소복이 그곳을 파보니 하얀 덩어리가 있어 그것을 끓여서 소령과 같이 나누어 먹었다. 그랬더니 그 다음날 소령은 몸이 가뿐해지게 되었다. 소복은 한참을 생각하던 차에 아마도 그 덩어리가 좋은 약이 되는 모양이라고 여겼다. 소복은 다음날 토끼를 쫓던 곳으로 다시 가서 하얀 덩어리를 다 캐와 그것을 소령에게 다려 먹였다. 과연 그 약은 풍습병(風濕病)에 효력이 있어 마침내 병이 다 낫게 되었다. 그 뒤로 이 약초는 소복과 소령이 처음 발견했다고 해서 복령이라고 부르게 되었다.

복령은 오래된 소나무를 베어낸 지 여러 해 지난 소나무 뿌리에 기생하여 혹처럼 크게 자란 균핵으로 옛날부터 오래 먹으면 신선이 되는 명약으로 이름이 높았다. 또한 오래 먹으면 몸이 가볍게 되어 늙지 않고 오래 살게 된다고 전해지며, 소변을 잘 나오게 하고 마음을 안정시키는 익기안신(益氣安神)작용이 있으며 세포대사작용을 촉진시키는 작용이 크다.

이와 관련하여 《동의보감》에는 복령에 대해 입맛을 좋게 하고 구역을 멈추며, 마음과 정신을 안정시키며, 폐위로 담이 막힌 것을 낫게 하며, 신장에 있는 나쁜 기운을 몰아낸다고 했다. 수종과 임병(淋病)으로 오줌이 막힌 것을 잘 나오게 하며, 소갈(消渴)을 멈추게 하고 건망증(健忘症)을 낫게 한다고 기록되어 있는 것도 참고할 만하다. 백복령 약물을 달인 물은 이뇨작용이 현저한데, 건강한 사람에게는 나타나지 않는다. 혈당을 내리고, 알코올 추출물은 심장의 수축력을 증가시키며, 면역증강작용, 항종양작용이 있다.(원색한국본초도감)

토사자 – 허리병을 낫게 하는 특효약

토사자에는 다음과 같은 전설이 전해지고 있다.

어느 마을에 부자가 있었는데 그는 토끼 기르기를 무척 좋아했다. 그는 여러 가지 색의 토끼를 길렀다. 심지어 전문적으로 토끼를 기르는 장공까지 두었는데 토끼 한 마리가 죽을 경우 노임의 4분의 1이나 벌금을 내도록 했다. 어느 날 장공의 잘못으로 흰색 토끼의 허리가 손상되었다. 그래서 흰색 토끼는 더 이상 뛸 수 없게 되었다. 장공은 벌금을 내는 것이 두려워 몰래 그 토끼를 콩밭에 숨겨 두었다. 그런데 부자가 토끼 한 마리가 없어진 것을 발견하고 장공에게 토끼 한 마리를 배상하라고 했다. 할 수 없이 장공은 콩밭에 가서 상처 입은 토끼를 가지러 갔는데 어찌된 영문인지 그 흰색 토끼는 콩밭에서 이리저리 뛰어다니며 무엇인가를 먹고 있는 것이었다. 장공은 토끼가 다쳤기 때문에 죽었을 지도 모른다고 생각했는데 죽기는 커녕 오히려 깡충깡충 잘만 뛰어 다니는 것을 볼 수 있었다. 호기심이 생긴 그는 고의적으로 다른 회색 토끼를 다치게 하여 다시 그 콩밭에 풀어 놓았는데 며칠이 지나자 역시 이 토끼도 완쾌된 것을 확인할 수 있었다. 토끼 기르기를 좋아하는 그 부자한테 허리를 다쳐 다년간 자리에 누워 있는 아버지한테 장공은 이 신기한 이야기를 말했다. 장공의 아버지는 장공에게 토끼가 무엇을 먹고 회복되었는지 살펴 보라 하였다. 그래서 장공은 토끼 한 마리를 고의적

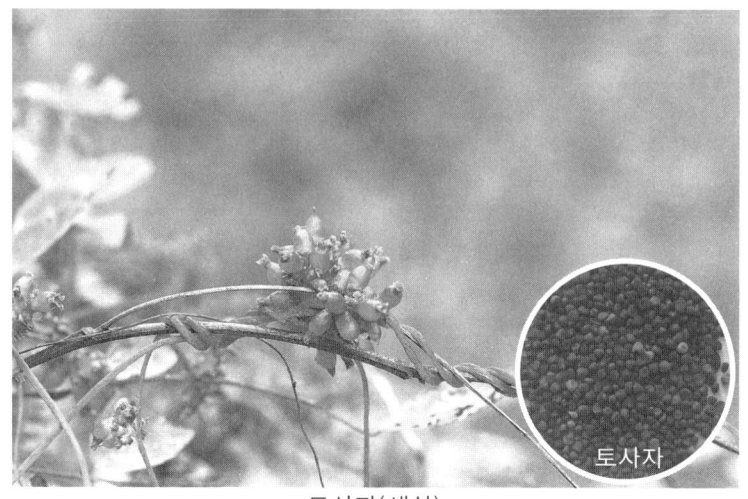

토사자(새삼)

으로 다치게 한 후 콩밭에 풀어놓고 조용히 지켜보았다. 허리를 다친 토끼는 아무 데도 갈 수 없었기에 주위에 있는 노란색 실 모양의 야생 들풀의 종자를 먹었다. 사나흘이 지나자 토끼는 완전히 회복되었다. 그래서 장공은 그 실 모양의 야생 들풀의 종자를 채취해 집에 돌아와 탕약을 끓여 아버님한테 드렸다. 며칠이 지나자 장공의 아버지는 놀랍게도 앉을 수 있게 되었고 또 며칠이 지나자 자리에서 일어나 걸을 수 있었으며 두 달 후에는 밭일까지 할 수 있게 되었다. 이렇게 해서 두 부자 간은 노란색 실 모양의 들풀이 허리 병을 고칠 수 있다는 것을 알게 되었다. 그 후부터 장공은 그 약을 캐고 약을 지어 허리 병만 고치는 허리에 관한 진문적인 의생(醫生)이 되어 많은 병자의 허리 병을 고쳤다. 어떤 사람이 장공에게 이 약초의 이름을 묻자 장공은 이 약초로 제일 처음 고친 병자가 토끼였기에 토사자라 이름지었다.(原本 神農本草經)

토사자는 검은색과 노란색을 띠는 씨앗이다. 검은색은 세포에 작용하고, 노란색은 조직액에 작용하며, 씨앗은 상부에 작용하고 그 영향을 하부 쪽으로 끌고 간다. 에너지원을 함유하고 있으나 체액을 증량시키기 보다는 유전에 관계된 물질을 공급한다. 토사자는 성질이 편벽되지 않으며 주로 신장하지순환 쪽에 작용한다. 이렇게 편벽되지 않은 성질은 인체의 기능에 완만히 작용하며 장시간 투여하면 항상성을 정상화시키려는 의도가 숨겨져 있다. 토사자의 성분은 수지와 비슷한 배당체, 전분, 비타민 A 등이 포함되어 있다. 약리에는 심장의 수축력을 증강시키고 혈압을 내리며 자궁흥분작용을 촉진시키는 성분을 가지고 있다.(원색한국본초도감)

갈근(葛根) - 혈관확장작용이 뛰어난 덩굴식물

칡은 한자로는 갈(葛)이라고 하는데 우리나라 전역에 널리 분포하며 주로 양지식물에 포함되며 관심만 있으면 쉽게 채집할 수 있는 콩과에 속한 다년생 덩굴식물이다. 열매〔葛穀〕, 꽃〔葛花〕, 잎〔葛葉〕, 덩굴줄기〔葛蔓〕, 뿌리〔葛根〕 등을 모두 한약재로 다양하게 사용되고 있다. 제일 많이 쓰이는 부분이 뿌리부분인 갈근을 사용하는데, 뿌

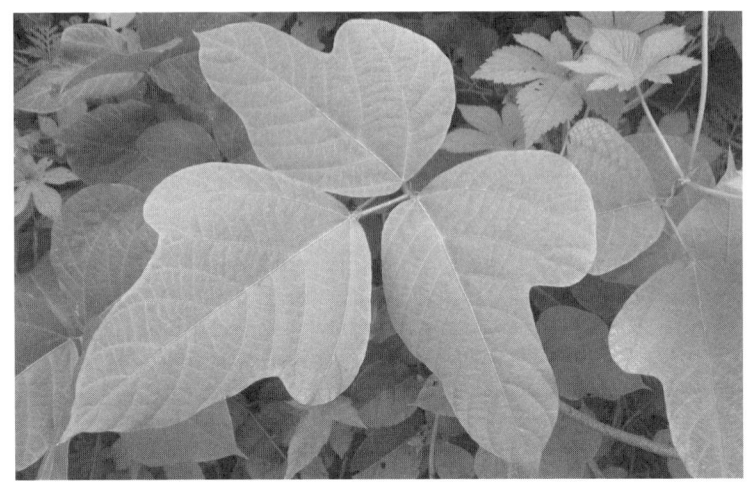

칡

리가 크고 육질이 풍부하며 전분성분이 다량 함유한 것을 상품으로 취급한다.

《동의보감》에 의하면 갈근은 감기 몸살, 두통, 근육을 풀어주고 피부를 열어 땀을 나게 하며, 주독(酒毒)을 풀어주고, 갈증과 식체를 내리는 효능이 있으며, 그 성질이 단맛이 나고 차가운 위(胃)의 경락의 열을 내려준다고 하였다. 갈근에 얽힌 재미있는 얘기가 있다.

아주 옛날, 깊은 산 울창한 숲 속에서 약초를 캐며 혼자 살아가는 한 노인이 있었다. 노인은 약초를 캐면서 마을에 아픈 사람이 생기면 고쳐 주기도 했다. 어느 날 노인이 산에서 약초를 캐는 데 갑자기 산 밑에서 왁자지껄하는 소리와 말발굽 소리가 들렸다. 아니 무슨 일이 생겼나, 노인은 약초 캐던 손을 멈추고 일어나 소리 나는 쪽으로 내려다보았다. 그때 열다섯 살쯤 되어 보이는 한 소년이 헉헉거리며 달려오다가 노인을 보더니 털썩 꿇어앉았다.

"할아버지, 저를 좀 살려 주십시오. 나쁜 사람들이 저를 죽이려고 쫓아옵니다. 붙잡히면 저는 죽습니다." "대체 너는 누구냐?" "저는 이 산 아랫마을에 사는 갈원 외라는 사람의 외아들입니다." 그러자 노인은 "누가 널 죽이려 한단 말이냐?" 하고 물었다. 그러자 소년은 "그들은 조정의 간신들인데 저의 아버지가 몰래 군사를 일으켜 반역을 꾀하고 있다고 임금에게 모함을 하였습니다. 임금님은 간신들의 말만 믿고 군사를 보내 저희 가족을 모두 죽이라고 명령하셨습니다. 그래서 군사들이 저희 집을 포위하고 가족들을 모두 처참하게 죽여야 한다고 하였습니다." 하고 말하며 슬픔을 참지 못하고 흐느꼈다. 노인은 소년에게 그래서 어찌 되었는지를 물었다. 그러자 소년이 "저희 아버지께서 저의 손을 잡고 너는 우리집의 외아들이니 너마저 죽으면 우리 집안의 대가 끊어진다. 너는 꼭 도망을 쳐서 숨어 있다가 가문을 일으켜 원수를 갚고, 만일 원수를 갚지는 못하더라도 가문의 대가 끊기지는 않도록 하여라."고 하셨습니다. 소년은 잠시 말을 끊었다가 다시 계속했다. "저는 군사들이 우리 가족들을 한 사람씩 잔인하게 죽일 때에 재빨리 혼자 도망쳐 나왔으나 결국 군사들에게 들켰습니다. 저는 있는 힘을 다해 이 산으로 도망쳐 왔습니다. 더 이상 머뭇거릴 시간이 없으니 제발 저를 좀 숨겨 주십시오." 갈씨 가문은 그 지방 일대의 모든 사람이 아는 충신의 집안이었다. 노인은 그 소년을 구해 주기로 결심했다. "빨리 나를 따라오너라." 노인은 소년을 데리고 깊고 험한 골짜기로 들어갔다. 거기에는 아무도 모르는 동굴이 하나 있었다. "이곳은 내가 약초를 캐서 숨겨 두는 곳인데 아는 사람이라고는 나 하나밖에 없다. 여기에 숨어 있으면 안전할 것이다. 군사들이 물러가고 나면 내가 다시 오겠다." 군사들은 사흘 동안 산속을 샅샅이 뒤졌지만 소년의 그림자조차 찾을 수 없었다. "산속에 있다고 하더라도 짐승들한테 잡혀 먹혔거나 굶어 죽었을 거야.", "이 험한 산속에서 어린 아이가 혼자 어떻게 살겠나." 군사들은 모두 한마디씩 하고는 돌아갔다. 군사들이 돌아간 뒤에 노인은 동굴로 갔다.

"얘야, 이제 나오너라. 군사들은 모두 돌아갔다. 너도 이젠 네 갈 길로 가거라." 하고 명령하였다. 그러자 소년은 "할아버지, 가족들은 모두 잡혀 죽었고, 먼 친척들까지도 다 죽인다 하니 저는 갈 곳이 없습니다. 할아버지께서 저를 구해주셨으니 제가 할아버지를 부모님처럼 모시고 살도록 해 주십시오. 그러면 꼭 은혜를 갚겠습니다."고 하였다. 이에 할아버지는 "그럼 나하고 같이 살자. 그러나 나는 약초를 캐는 사람이라서 날마다 산을 올라 다녀야 한다. 부잣집 아들인 너한테는 견디기 힘든 일이 많을 것이다. 그래도 할 수 있겠느냐?" 하고 소년에게 물었다. 그러자 소년은 "어떤 일이든지 다 하겠습니다." 하고 대답했다. 그뒤로 갈원 외의 외아들은 노인과 함께 날마다 산을 오르내리며 약초를 캐러 다녔다.

노인은 소년을 아들처럼 극진히 사랑했고 소년도 노인을 친아버지처럼 따랐다. 노인은 늘 한 가지 약초를 찾아 온 산을 뒤졌는데 그 약초의 뿌리는 열이 나거나 갈증이 나고 설사가 나는 데 효과가 있었다. 세월이 흘러 여러 해 뒤에 노인은 세상을 떠났다. 소년은 이제 장성하였고 혼자 약초를 캐러 다녔다. 그리고 노인한테 배운 의술로 많은 병자를 고쳤다. 그러나 그때까지 많은 사람들의 병을 고쳐 준 약초의 이름을 몰랐으므로 누가 물어도 대답을 못했다. "그 신기한 약초의 이름이 무엇입니까?" "글쎄요, 이름을 모르겠습니다." 어느 날 그는 자신의 처지를 생각하고 있다가 좋은 생각이 떠올랐다. '그래 이 약초의 이름을 내 성을 따서 갈근(성은 갈씨, 명은 뿌리근)이라고 부르자.' 갈근(葛根)은 갈씨 집안의 한 가닥 뿌리라는 뜻이며 그 뒤로 그 약초는 갈근이라고 부르게 되었다.

 갈근은 단맛이 있으며 달다는 것은 에너지원을 함유하고 있다는 의미이다. 고미(苦味)는 체액을 혈관 쪽으로 이동시킬 수 있고 평한 성질은 혈관의 수축과 확장에는 관여하지 않는다.

 갈근의 주성분인 플라보노이드는 관상동맥의 확장작용을 하고 뇌하수체후엽에서 발생한 관상동맥경련을 막아주며, 심장근육의 산소 소모량을 줄이고, 혈소판의 응집을 억제시킨다. 아울러 뇌혈관 개선작용이 있어서 두통과 목덜미가 뻣뻣한 증상을 개선시킨다. 달인 물은 혈압강하작용이 있고 가루는 피부혈관확장작용이 있어서 해열하고 호흡운동을 증가시키며 수분의 배설을 증가시켜 체온

을 내리는 동시에 혈당강하작용과 경련완화작용이 있다.(원색한국본초도감)

은행(白果) - 강장효과가 뛰어난 고급건강식품

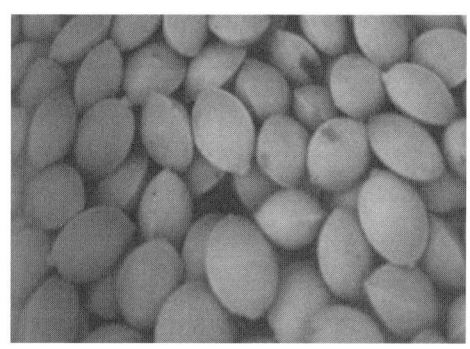

은행

은행나무는 열매가 맺기까지 수십 년이 걸리며 그 이후 1천 년이 지나도 계속 열매를 맺는다. 수명이 길기 때문에 장수하는 식품으로 여겨져 왔으며 여러 가지 병을 치료하는 데 폭넓게 사용되고 있다. 은행은 맛이 달고 향기로우며 영양가가 높으므로 보약으로뿐 아니라 고급건강식품으로 널리 이용되고 있다. 은행에는 단백질, 당분, 녹말 등이 풍부하여 영양가와 그 효능이 매우 높다. 또한 모세혈관을 확장하고 튼튼히 하는 프라보노이드와 방향족옥시카르본산이 들어 있으므로 동맥경화, 고혈압, 관상동맥질병, 뇌혈전 등을 예방 치료할 수 있다. 아울러 은행에는 사포닌과 칼슘 등 여러 가지 성분들이 들어 있어 폐를 튼튼히 하고 기침을 멈추며 뼈와 힘줄을 튼튼히 하는 효과가 뛰어나다. 예부터 강장, 강정의 묘약으로 알려져 성인들은 은행을 매일 1-5알씩 먹으면 정력 증강에 뛰어난 효과를 보인다고 하였으며, 소변을 자주 보거나 야뇨증인 어린이에게 은행을 구워서 먹이면 밤에 오줌 싸는 버릇이 없어진다. 또한 기관지의 병에도 놀라운 효과가 있으므로 기침이나 천식에는 설탕을 넣고 삶거나 구운 은행을 매일 먹도록 한다. 동양의학에서는 기름에 조린 은행이 폐결핵 치료제로 많이 쓰이기도 한다. 그러나 은행에는 알칼로이드라는 독성분이 들어 있기 때문에 한꺼번에 많이 먹으면 소화불량, 호흡 곤란, 구토 등의 증세를 나타내는 경우가 종종 있다. 복용법은 성인은 1일 10알, 어린이는 5알 이내가 적당하다. 날로 먹으면 독성이 강하므로 반드시 볶거나 익혀서 먹어야 한다.

각질부분의 뾰족한 쪽을 위로 해서 망치 등으로 두드려 깨서 껍질을 벗긴다. 얇은 속껍질은 프라이팬에 살짝 익혀 뜨거울 때 키친타월 등으로 살살 문지르면 잘 벗겨진다. 껍질째 두면 산화하기 쉬우므로 껍질을 벗겨 냉동실에 보관한다. 은행을 고를 때는 껍질에 광택이 있고 빛깔이 하얀 것을 상품으로 인정한다.

감초(甘草) – 인체에 두루 작용해 약의 독성을 해독하는 중화 약재

'약방에 감초' 라는 말이 있을 정도로 감초는 한약에서 빠질 수 없

는 중요한 한약재다.

《동의보감》에서는 인체의 다양한 약성을 발휘하는 감초의 다양한 생리효과에 대해 폭넓게 기술하고 있다. 감초는 오장육부의 한열(寒熱)과 사기(邪氣)를 다스리며 이목구비와 대소변의 생리를 정상으로 끌고 가고 모든 혈맥을 소통시킨다. 또한 근육과 뼈를 튼튼하게 하고 영양 상태를 좋게 할 뿐만 아니라, 약의 독성을 해독하고 기침과 담을 삭이며 모든 약을 중화하는 약재라고 나와 있다. 특히 생감초는 해독작용이 높아 생감초를 다려 마시면 암에도 저항이 강한 체질이 된다. 최근 중국의 관영 신화통신에 의하면 중국 중의사들이 감초를 연구한 결과, 에이즈균의 증식을 억제하는 성분이 발견되었다고 한다. 이로 인해 세계 의학계가 감초를 보는 시각이 달라지고 있다. 그 외 감초는 그 어떤 약재보다 해독효과가 뛰어나 식중독이나 약물중독, 항암제의 독성을 푸는 데도 효과가 있다. 또한 간장기능을 강화하고 궤양을 방지하며, 동맥경화를 예방한다. 동양의학에서는 위경련, 위통, 위궤양 등 근육의 급격한 긴장에 의한 통증 시 감초액을 마시길 권하고 있다. 감초는 약성 성분이 따뜻하고 맛이 달며, 백 가지의 독을 풀어 모든 약의 효력을 돕는다 하여 일명 국로(國老)라 불리기도 한다. 흔히 하는 말로 국민가수나 국민배우처럼 중국 국민의 한약재가 감초다. 감초의 놀라운 효과에 대해 전해오는 옛이야기가 있다.

아주 옛날 인적이 드문 깊은 산골에 한 난중(郎中: 유명한 중의사의

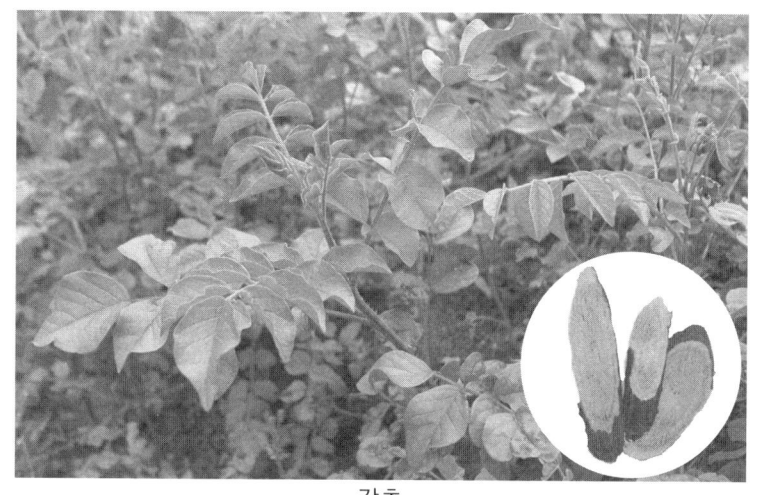
감초

벼슬이름)이 살고 있었다. 어느 날 의생이 왕진을 나간 사이에 많은 환자들이 집으로 몰려와 의생을 간절하게 기다렸다. 시간이 계속 흘러도 남편이 돌아오지 않자 낭중의 아내는 혼자서 이렇게 중얼거렸다. '남편 대신 내가 약을 조제하자, 평상시 쓰는 약들이 이것들인데 뭐 그리 대단할 게 있겠어'라며 아내는 약을 조제하다 갑자기 아궁이 앞의 건초가 생각났다. 평상시 맛을 보면 아주 달았기에 별 부작용도 없을 것 같아서 다른 약을 마다하고 이 건초만을 잘라 첩약으로 조제해 환자들에게 나누어주었다. 그러면서 "이 약은 우리 영감이 이미 조제해 놓은 약이니 가지고 가서 정성껏 달여 드시면 금방 완쾌될 것이요."라고 일러주었다.

조급하게 기다리던 환자들이 이 말을 듣자 기뻐서 어쩔 줄 몰라

고맙다는 말을 여러 번 하고 약을 받아 돌아갔다. 몇 일이 지나 약을 조제해 간 사람들이 온갖 선물들을 가지고 와 고마움을 표시했다. 모두들 "선생님의 약을 먹고 병이 완쾌되었어요." 하며 진심으로 고마움을 표시하는 게 아닌가. 의생은 영문도 몰라 의아해졌다. 옆에 있던 아내가 귓속말로 그동안 일어난 사실을 일러주어서야 알았다. 의생은 아내가 도대체 무슨 약을 조제했기에 이렇게 좋은 효과를 보았는지 궁금해 아내에게 물었다. "여보, 무슨 약을 주었어요?" 아내는 부엌으로 들어가 그때 조제했던 그 건초를 가지고 왔다. 평상시 사용하지 않던 약이라 의생도 놀랄 수밖에 없었다. 그래서 한명 한명의 환자에게 다시 물었다. 비위가 허약한 환자, 기침과 담이 많은 환자, 인후에 통증이 있는 환자, 약물중독으로 몸이 부었던 환자 등등이 이 간초를 달여먹고 난 후 병이 완쾌된 것이다. 이때부터 의생은 간초(干草)를 약으로 쓰기 시작했으며 명명하기로 맛이 단 풀, 즉 감초라 했으며 지금까지 수 천 년 동안 약방의 감초로 군림해 오고 있다. 낭중은 간초를 약으로 썼으며 또 이것을 다른 약과 조합하여 썼는데 간초(干草)와 감초(甘草)의 중국어 발음과 성조가 같아 달다는 뜻이 포함된 감초(甘草)로 바꾸어 부르게 되었다. 여기에서 말하는 간초의 간은 마르다는 뜻인데 중국어에서 간초의 간과 감초의 간은 동일 음이다.

감초란 모든 약의 독성을 해소시켜 주며 72종의 석약(광물성약)과 1,200종의 초약 등 서로 조화시켜서 약효가 잘 나타나게 하는 작용이 있으므로 별명을 나라의 원로라는 뜻의 국로(國老, 美草, 密甘, 甛草)라고 했다.

감초를 이용할 때의 유용부위는 뿌리이며 빛은 황색으로 단맛이 있으며 거의 한약재로 쓰이고 있다. 뿌리에는 유효성분으로 글루쿠로닉산, 기퀴리친, 글리씰하이직산, 글리씰하이진 등을 함유하고 있으며 일반약리작용으로 제독, 교미완화작용을 하는 외에도 특히 글리씰하이진은 진해작용과 거담작용을 한다. 감초의 성분 가운데는 세포 활성화에 작용해, 인터페론 유리를 촉진하여 항염작용을 한다. 위산 분비를 억제하고 위점막을 보호하는 항궤양작용도 한다. 감초의 종합적인 용도로는 해독작용, 항균작용, 항바이러스, 위산분비 억제, 항염 해열진통작용, 항암작용, 면역기능, 위액분비촉진작용, 간장 보호, 혈압 강화, 알레르기, 식물중독 등이 있다. 약리에는 부신피질자극작용이 있고, 세포의 탐식능력을 높여주고, 차고 더운 것과 기아상태에서의 조절작용을 나타낸다. 아울러 위 십이지장궤양에 현저한 반응을 보이고 자궁 등의 평활근 경련을 풀어주는 등의 효과도 뛰어나다.

아무리 좋은 감초라도 장기간 많은 양을 복용하면 전신부종, 혈압 상승, 사지무력증이 나타나므로 장기 복용할 때는 전문가와 상의해서 복용해야 한다.(원색한국본초도감)

삽주(蒼朮, 白朮) - 발한과 해열에 뛰어난 산야초

 삽주는 가는 잎 삽주 또는 만주 삽주, 북 창출 등으로 불리며 국화과에 속하는 다년생 초본이다. 봄에 구근에서 나온 어린 싹에는 황갈색의 부드러운 털이 있고 잎은 호생하며 잎자루가 긴 것이 특징이고 대개 우상으로 갈라져 있고 타원형에 가시 같은 뾰족한 거치가 있다. 꽃은 백색 또는 붉은색이며 다섯 갈래로 7-8월에 핀다.
 삽주의 뿌리의 윗부분을 창출이라 하고, 아래 부분의 뿌리껍질을 벗긴 것을 백출이라고 한다. 중국이나 일본에서는 창출과 백출의 원식물이 각각으로 분류되어 있다. 중국, 일본, 만주 및 한국에 분포하며 우리나라에서는 주로 산야에서 자생하고 있다. 가정에서는 삽주의 부드러운 싹을 삽주국, 삽주쌈, 나물 등을 만들어 먹는다.
 성분은 주로 뿌리에서 정유의 주성분인 아트락티론, 아트락티롤 및 비타민 A, B 등을 함유하고 있으며 아트락토로딘도 함유하고 있는 것으로 밝혀졌다. 정유의 성분에는 개구리에 대한 실험결과 진정작용이 있음이 밝혀져 인체의 신경쇠약증이나 정신 심울증에 응용하고 있다. 아트락티론은 항곰팡이성 성분이므로 장마 때 창고 안의 습기 방지 등 제습의 목적으로 사용된다. 그런데 이 아트락티론은 공기 중에 방치하면 수지화되고 메타놀 용액을 방치하면 자기산화에 의하여 오이데스몰과 히네솔 2종의 결정을 생성하고, 이것을 접촉, 환원하면 테트라하이드로아란토락톤을 생성한다. 동양의

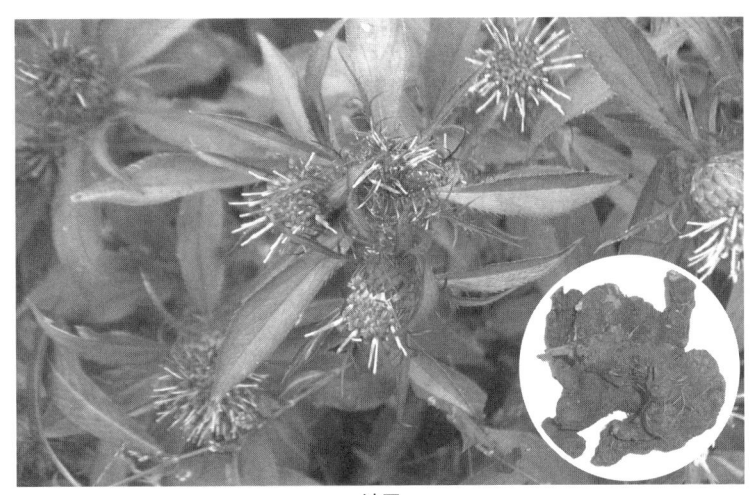

삽주

학에서는 창출과 백출은 다 같이 방향성 건위약으로 광범위하게 쓰고 있으며 또 진경, 진정작용, 발한, 해열, 구풍, 건위, 이뇨 등에 우수한 효과가 있다. 삽주는 만성위장염, 복통, 설사, 소화불량 등에 응용되며, 기타 이뇨제로서 신장의 작용에 장애된 뇨증, 어지러움증에도 많이 응용된다. 백출은 쓰고, 달고, 온하며, 맛이 쓴 것은 체액을 혈관 내로 이동시킬 수 있고, 단 것은 에너지원이 있다는 뜻이며, 약간 따뜻한 것은 혈관을 조금 확장시킬 수 있다. 그러므로 백출은 주로 체액을 혈관 쪽으로 이동시키면서 에너지를 공급하고 혈관을 확장시켜 혈액의 순환을 촉진시키는 데 효과가 있다. 또한 복강 내의 장기에만 작용하는데 비장과 위장에 귀경한다. 《동의보감》에는 삽주의 약성을 보비익기(補脾益氣)라고 했는데 이는 에너지를 공급하고 흡수를 촉진하며 인체에 필요한 에너지의 변환을 활성화시킨다는 뜻이다. 백출의 성분에는 비타민 A류 물질이 많이 함유되어 있다. 달인 물은 장관의 억제작용과 흥분작용을 조절하며 항궤양 및 혈당강하작용, 항암작용 등도 들어 있는 것으로 알려져 있다.(원색한국본초도감)

향부자(香附子) - 여성의 생리계통 질환을 진정시키는 방향성 건위약

향부자는 사초과에 속하는 다년생 초본으로 뿌리줄기는 가지를 뻗으며 군데군데 괴경이 생기고 살은 백색에 향기가 있다. 잎은 호생하며 꽃은 산형화서로 7-8월에 핀다. 향부자는 근경의 세근을 태워 없애고 말린 것을 한약재로 쓴다. 향부자를 일명 '작두향(雀頭香)'이라고도 하는데 중국 상고시대 〈강표전〉에 의하면 위나라 문제가 오나라에 사신을 보냈는데 사신은 이 생약의 이름을 모르고 그저 생김새가 참새머리처럼 생겨 향기로운 것이라 하여 임기응변으로 '작두향'이라 이름지어 보고했다는 데서 유래되는 말이다.

향부자는 많은 양의 정유를 함유하였는데 주성분이 시퍼렌, 시퍼롤, 시소시퍼롤, 시퍼로튠돈 등이다. 향부자에는 자궁수축억제작용, 위 복통경감작용, 항염증작용과 조경, 진통작용이 있으며 방향

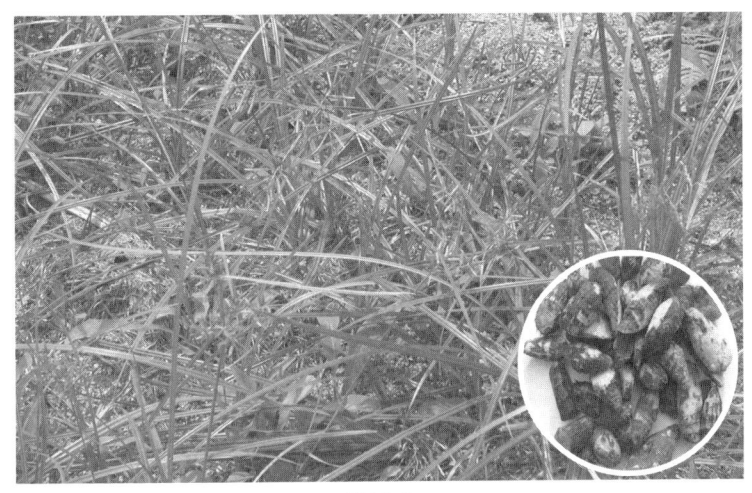
향부자

성 건위약이다. 또한 여성의 월경을 조절하고 월경불안, 초조 등 심적 변화를 진정하고 통증을 제거하며 소화불량, 구토에도 효과적이다. 동양의학에서는 여성 월경의 부조를 다스리는 대표적인 처방인 '칠제향부환'이라는 이름에서도 알 수 있듯 생약의 주제로 되어 있다. 또한 원인불명의 불임증 환자에게 수임(受姙)을 촉진하는 영약으로 알려진 '옥락계영환'도 이 생약의 주제로 되어 있으며 영험한 효력을 가지고 있다. 여성의 경우 사소한 일에도 심장의 박동이 심하여 정신적으로 불안하고 잘 놀라는데 이때도 향부자를 활용해 몸을 따뜻하게 하는 처방을 하면 효과가 좋다. 《본초강목》에는 "남자는 축적함이 없고 여자는 정지하므로 쌓여서 충만해진다. 충만해진다는 것은 가득함인데 가득해지면 때를 따라 넘치게 마련이다. 그래서 월경이 생기게 되는 것이다. 이는 마치 달이 차면 기우는 것과 같은 이치"라고 비유해 설명했다. 여성의 생리불순, 생리불조에도 향부자가 잘 들어 생리를 정상적으로 조절해주는 역할을 해준다.

향부자는 기(氣)가 몰린 상태를 잘 흩어주며, 지상부에는 입이 무성하게 펼쳐지면서 지하부는 실 같은 뿌리가 많이 난다. 사물은 뿔이 있으면 이빨이 약하고 이빨이 강하면 뿔은 없다. 그러나 아래위에 모두 무성한 것은 잘 없다. 그런데 향부자는 아래위가 모두 무성하여 내부에 몰린 기를 외부로 채워준다. 인체는 스트레스를 받으면 내부에 기가 쏠려 답답해지고 말초신경은 혈행 순환이 늦어져 차가워진다.

향부자의 약리작용에는 자궁억제작용, 항염증, 진통해열작용, 중추신경억제작용, 강심작용과 혈압강하작용, 회장평활근의 직접억제작용 등이 있다.(원색한국본초도감)

익모초(益母草) - 여성의 생리계통 질환에 잘 듣는 생약

익모초는 생리통에 달여 먹는다. 익모초는 성질이 차서 열을 풀어주며 피를 잘 돌도록 하여 나쁜 피를 없애주는 효능이 있다. 임상적으로 어혈(瘀血)로 인한 생리불순, 생리통 등 생리와 관계되는 여성 질환에 많이 쓰인다. 여성에게 유익한 한약재라는 '익모초'의 이름처럼 가정에서 손쉽게 생리통이나 손발이 찰 때 흔히 달여 먹는다. 익모초는 그 성질이 차기 때문에 생리통이 있더라도 뚱뚱하고 얼굴이 거무스름하고 생리 색이 검고 덩어리가 보이는 등 전반적으로 실한 여성이라면 평범하게 달여 먹는다. 그렇지만 생리통이 있더라도 얼굴이 희면서 생리혈이 묽거나 양이 많은

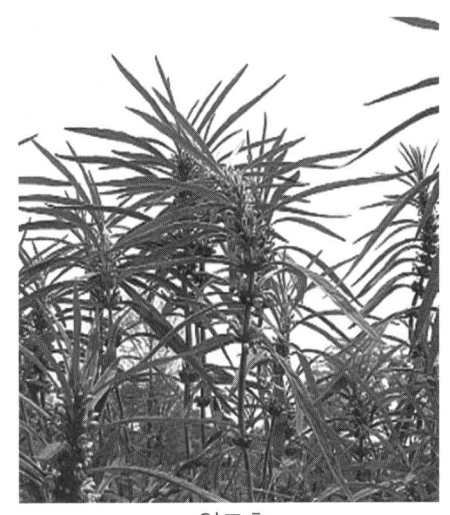
익모초

허약하고 냉한 여성에게는 적합하지 않다. 장기복용하면 배가 찬 여성은 배가 더 차게 되어 오히려 해가 될 수 있다. 배가 냉한 여성들은 전문가의 도움을 받아서 복용하는 것이 지혜로운 방법이다.

　익모초는 신맛과 쓴맛, 미한(微寒)한 맛을 낸다. 맛이 신 것은 혈관을 열 수 있다는 뜻이며, 미고(微苦)는 체액을 혈관 쪽으로 약하게 이동시킬 수 있다는 의미이다. 미한한 성질은 혈관을 약하게 수축시킬 수 있다는 뜻이다. 소수해독(消水解毒)은 조직액이 저류된 것을 해소하여 병리적인 산물과 노폐물을 제거한다는 뜻이다. 선자해서(鮮者解署)는 여름에 과다한 양의 체액이 체표로 이동하게 되면 소화흡수력이 떨어지는데, 이때 신선한 익모초는 체액을 보충하는 동시에 소화기관의 혈액순환을 촉진시킬 수 있다는 의미이다. 익모초의

약리에는 자궁에 직접 흥분작용을 나타내고 심혈성 폐내 혈전에 일정한 용해작용을 한다. 심장과 관상동맥의 혈류량을 증가시키고 호흡흥분작용, 이뇨작용, 피부진균억제작용을 한다.(원색한국본초도감)

현삼(玄蔘) - 혈압 조절과 혈류 개선에 효과가 있는 야생초

현삼은 현삼과에 속하는 다년생 초본으로 줄기는 모가 지며 잎은 대생(對生)하여 잎자루가 있고 장란형 또는 난상피침형이며 잎 밑이 둥글거나 다소 일자형으로 끝에 날카로운 톱니가 있다. 꽃은 현한 황록색으로 7-9월에 피고 뿌리는 괴상으로 감자모양과 유사하다. 특이한 냄새가 있고 맛은 약간 단맛이 있으며 이후에는 조금 쓰다.

뿌리의 생근(生根)은 백색이지만 절단하면 즉시 흑색으로 변하는 특징을 가지고 있다. 이 뿌리를 동양의학에서는 귀중한 한약재로 쓰고 있다. 한국, 중국, 일본 등지에 분포되어 서식하고 있다. 우리나라에서는 경북지방에서 대량 생산된다. 현삼의 성분은 현삼소인 스크로폴라린과 피토스테롤, 피토스텐린, 당류, 지방산, 소량의 정유 등을 함유하고 있으며, 〈면역학저널〉에서는 메칠갈레이트(면역세포의 한 종류)도 규명하였다. 당분, 정유, 지방산도 함유하고 있다. 아울러 배당체인 하파기드를 함유하고 있어 가수분해하면 흑색물질로 급변하게 된다.

현삼의 효능은 강심, 해열, 혈압강화작용, 간세포보호작용, 뇌신경보호작용, 말초혈관확장작용, 국소혈액순환작용이 있다. 또한 소염약으로 쓰여 인후염, 편도선염, 결막염, 임파선염 등에 효과가 있고, 각종 열성병으로 인한 제증상을 경쾌하게

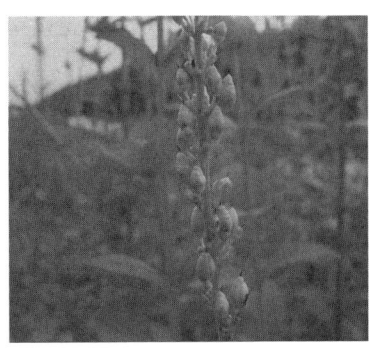

현삼

하여준다. 심장에 대하여 강심작용을 나타내며, 소량을 섭취하면 경미하게 혈압을 상승시키고 대량이면 경미하게 강하작용을 일으키게 된다. 중국의 격언에 '약보불여식보(藥補不如食補)'란 구절이 있는데 약을 아무리 먹어도 좋은 식사만은 못하다는 뜻이다. 중국인들은 약보다도 식사를 더욱더 귀중히 여겨 중국인의 정식이라고 하면 밥과 찬은 20여 종의 요리와 고기로 배를 불린다. 보통 식사시간은 3시간이라고 하니 가히 짐작할 만하다. 그런데 그 많은 요리 속에는 우리가 즐겨 쓰는 한약들이 많이 포함되어 있다. 약식동근(藥食同根)이라는 말이 있다. 백 가지 음식에 백 가지의 약효가 있다는 뜻으로 음식의 소중함을 잘 나타낸 말이다. 서양의학의 시조라는 히포크라테스는 음식으로 치료하지 못하는 병은 약으로도 치료하기 어렵다고 설파했고, 치료를 위해 식품을 이용하여 식품이 훌륭한 약이 될 수 있다는 것을 깨우쳤다. 동양의학에서는 이보다 훨씬 먼저 병을

다스리는데 약보다 음식을 중요하게 생각하였다. 주나라 때 이미 의료제도에 식의(食醫)라는 의생을 두었는데, 식의는 음식으로 건강을 지키고 질병을 예방했으며 병에 걸리면 먼저 음식으로 치료했다고 한다. 중국에서는 일찍이 신농황제(神農黃帝) 이래 약은 초,근,목,피,실,자,(草根木皮實子)를 근본을 삼았다고 해 나온 말이 본초(本草)이고, 본초의 명저《본초강목(本草綱目)》은 중국 명나라 이시진(李時辰)이 집대성한 것이다,

우리나라에서는 조선 선조 때 의성 허준(許浚)이 어명으로 편찬한 《동의보감(東醫寶鑑)》이 식의의 진가를 입증하고 있다. 어떤 치료보다 식의를 존중하고 높이 샀던 까닭은 바로 식이치병(食餌治病)이 동양의학의 원리에 바탕을 두고 있기 때문이다.

우리가 먹고 있는 식품 하나 하나가 동양의학적으로 그 효능과 특성이 다 다르기 때문에 그것을 잘 알고 활용하는 것이 건강 유지의 기본임을 알아야 한다.

금은화(金銀花) - 청열해독(淸熱解毒)에 최고인 야생초

금은화는 인동과에 속한 다년생에서 여름철 꽃이 피기 전에 채취하여 건조시켜 한약으로 사용한다. 원전《신농본초경》에는 금은화의 이름을 잘 설명해주는 한 구절이 있다. 한 마을에 선량한 부부가

살았는데 그들에게는 예쁜 쌍둥이 딸이 있었다. 언니는 금화, 동생은 은화라는 이름을 지었다. 두 자매는 날마다 함께 다녔으며 무엇이든 함께했다. 남다르게 사이좋은 두 딸은 살아가면서 같은 잠자리에 눕고 죽어서도 같은 무덤에 눕겠다는 맹세까지 했다. 그러던 어느 날 언니 금화가 갑자기 몸에 열이 솟고 피부는 적색무늬가 돋더니 결국 자리에 눕게 되었다. 의생(醫生)을 불러 치료를 요하니 이 아이가 열독병(熱毒病)이라며 자고로 이 병에 걸리면 낫지 못하고 죽는 날만 기다려야 한다고 했다. 동생인 은화는 너무나 슬퍼 온 종일 언니의 병상 앞에서 흐느껴 울고만 있었다. 금화는 은화에게 전염될까봐 두려워 은화에게 멀리 떨어져 있기를 권했지만 은화는 언니와의 맹세를 마음에 새겨 언제나 금화와 같이 했다. 결국은 두 자매가 동시에 죽음에 이르렀다. 죽기 전에 그들은 부모에게 죽으면 열독병을 고치는 약초가 되어 다시는 이런 병에 걸린 사람들이 그들처럼 죽게 하지 않겠다는 유언을 남겼다. 부모는 그들을 한 무덤에 묻었는데 이듬해 봄이 되어 백초가 싹트기 시작할 때 그들의 무덤에는 단지 한줄기의 파란색 작은 등풀밖에 나지 않았다. 그후 3년이 지나 그 등풀은 무성하게 자랐으며 여름이 되자 백색, 황색 꽃들이 너무나 예쁘게 자라나 사람들은 두 사람의 임종 전 유언이 떠올라 그 꽃을 뜯어 탕약을 달여 열독병에 걸린 병자에게 먹였더니 한시에 병이 나았다. 그 이후로 언니의 금화와 동생의 은화의 이름을 본 따 금은화라 칭하게 되었다.

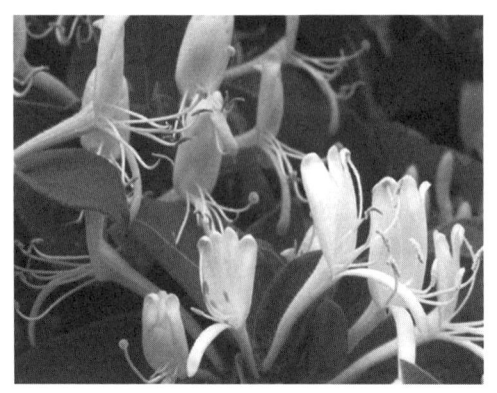
금은화

금은화의 맛이 단 것은 에너지원을 함유하고 있다는 의미이며, 찬 성질은 혈관을 수축시킬 수 있으며 에너지원을 공급한다. 금은화의 효능은 청열해독(淸熱解毒), 즉 염증부위의 확장된 혈관을 수축시킴으로써 혈액의 순환량을 조절하고 체액의 삼출을 줄이는 작용을 한다. 또한 약리작용으로는 항균작용이 나타나고, 항염증작용이 있어 염증을 억제시키면서 해열작용을 하고, 백혈구의 탐식작용을 촉진시키고, 중추신경계통의 흥분작용을 나타내며, 혈청콜레스테롤을 일정하게 내리고, 실험성위궤양에 가벼운 예방효과가 있다.(원색한국본초도감)

시호(柴胡) — 소간해독(疏肝解毒)의 대표약

시호는 산형과에 속한 다년생 초본인 시호의 뿌리를 건조한 것으로 한약재로 쓰며 봄과 가을에 채취한 것이 최상품으로 인정받는다. 중국 당나라 때 성이 호씨인 진사(進士)가 있었는데 그의 집에 이만이라는 하인이 있었다. 어느 해 가을에 이만이 온병(瘟病)에 걸렸다. 호 진사는 그가 병 때문에 일도 못하고 또 집안의 다른 사람에게 전염되는 것이 두려워 그를 떠나보냈다. 호 진사의 집에서 나온 이만은 온 몸이 추웠다 더웠다 하며 두 다리가 쑤셔 매 걸음마다 온 힘을 다해야 걸을 수 있었다. 갈증이 나고 배가 고파서 걸을 힘조차 없는 이만은 늪과 잡초가 우거진 사이에 드러누워 손으로 풀뿌리를 캐 먹었다. 이렇게 며칠 동안 계속 먹으니 주위의 풀을 다 먹게 되었다. 이만이 몸을 일으켜 세우려 시도해보니 몸에 힘이 생기는 것이 느껴졌다. 이만은 병에서 회복한 후 다시는 이런 병을 걸리지 않았다. 얼마 지나지 않아 호 진사의 아들도 온병에 걸렸다. 호 진사는 많은 의생을 청했지만 그 누구도 치료해내지 못했다. 결국 이만을 불러와 물어본 뒤 사람을 시켜 그 풀뿌리로 탕약을 달여 아들에게 며칠 동안 먹였더니 병이 나았다. 호 진사는 아주 기뻐하며 그 약초에 이름을 지어주려 했다. 시호는 원래 땔나무로 이용되었고 또 자기 성인 호자를 따서 시호란 이름을 지었다.

원전《신농본초경》에서는 시호(柴胡)란 시자는 '땔나무, 땔감 장작을 태워서 하늘에 제사 지내다'고 했다. 시호는 일종의 해열제로 많이 쓰이는 한약재다. 시호의 맛이 쓰다는 것은 체액을 혈관 쪽으로 이동시키는 힘이 강하다는 의미다. 시호에는 사포닌성분이 강하므로 해열, 진정, 진통, 진해작용이 현저하며, 정유는 해열효과가 있다. 또한 항염증작용이 강하며, 간 손상에 보호 작용이 현저하고 담

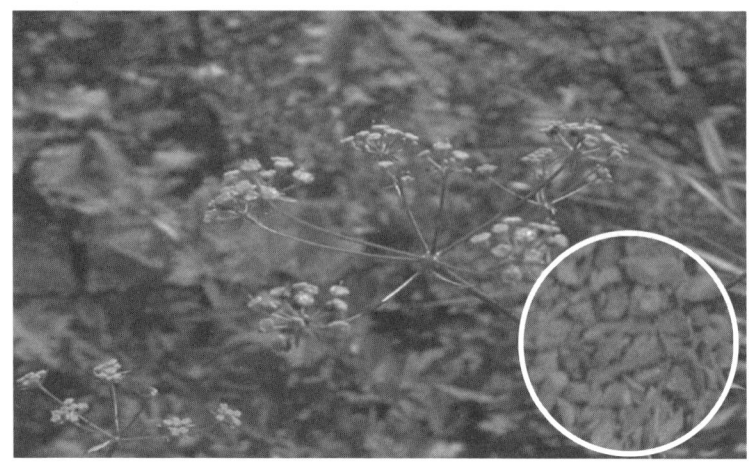

시호

즙분비를 촉진시킨다. 지질대사를 활성화하여 고지혈증을 내리고 체액면역과 세포면역을 증강시키고 결핵균, 콜레라균, 인플루엔자 바이러스에 일정한 억제작용을 나타낸다.(원색한국본초도감)

☞ 집에서 쉽게 조리해 먹을 수 있는 몸에 좋은 야채

생강	열매는 가래를 없애고 구토를 멈추게 하고 기침, 해소에 좋음. 말린 열매는 명치끝이 아프거나 배아플 때, 어지럼증에 좋음
토란	삶거나 익혀먹으면 위장과 몸을 보강함. 잎은 가슴이 답답하거나 설사할 때 좋음
무	열매는 소화를 촉진시킴. 씨는 가래를 삭히고 갈증을 멎게 하고 과로로 인한 기침을 멎게 함
순무	뿌리, 잎, 줄기, 싹 등은 원기 회복에 좋음
배추	뿌리, 잎, 줄기, 싹 등은 원기 회복에 좋음
죽순	가슴이 답답해지면서 열이나는 증상을 해소하고 당뇨병에 좋음
수박	열매는 여름에 갈증을 해소하고 소변을 잘 보게 함
오이	열매는 소화를 촉진시킴
수세미	어린 것을 삶아 나물로 먹으면 해독 작용을 하고, 천연두와 여러가지 종기 치료에 쓰임
상추	잎은 힘줄과 뼈를 튼튼하게 하고, 가슴에 뭉친 기운을 풀어줌
씀바귀	전체를 먹으면 열이 내리고 정신을 맑게 하며, 종기 치료에 좋음
더덕	햇볕에 말린 후 약으로 쓰면 위장과 폐를 보강하고, 고환 아픈 병을 치료함
도라지	뿌리를 햇볕에 말려 약으로 쓰면 폐가 약해서 숨이 차거나 옆구리가 아픈 것을 치료함
잔대	나물로 먹으면 약물의 독을 해독하고, 상처를 아물게 함
파	뿌리에 달린 흰 부분(총백)은 감기, 간장, 치료에 쓰이고 대소변을 잘 보게 함, 씨는 속을 따뜻하게 함
마늘	종양을 삭히고, 관절염을 치료하며, 위장을 보강함
달래	토하고 설사하는 것을 멎게 함
부추	허약한 몸을 보하고, 허리와 무릎을 따듯하게 하며, 간장을 보강함. 볶은 씨는 남자의 정력에 좋고, 소변으로 정액이 흐르는 유설을 치료함
미나리	황달과 열독을 치료하고, 소아 해열제로 쓰임
들깨	갈아서 쌀과 함께 죽을 쒀 먹으면 기침과 갈증을 멎게 하고, 위장을 보호하며, 잎은 입 냄새를 없애고 기침을 멈추게 함
시금치	술독을 풀고 장부를 튼튼하게 함
미역	열을 내리고 가슴 답답한 것을 풀어 주며 피를 맑게 함
다시마	얼굴과 몸이 붓는 부종을 내리고 기가 뭉친 것을 풀어줌
김	토하거나 설사를 멈추게 하고, 치질에도 좋음

3

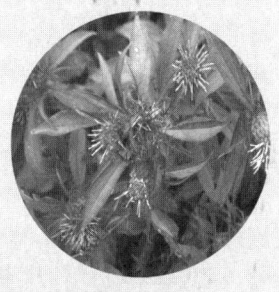

동양의학, 병을 예방하는 원인치료의 길

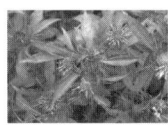

동양의학과 서양의학의 근본적인 차이는 질병을 대하는 근본적 치료법의 다름이다. 서양의학이 눈에 보이는 질병의 치료에 목적이 있다면 동양의학은 질병이 발생한 원인에 대한 치료에 목적이 있다. 이처럼 원인치료에 일찍이 눈 뜬 5천년의 유구한 동양의학의 역사는 곧 우주와 자연의 축소판인 인체에 대한 순환적 원인치료의 놀라운 효과로 세계의학계가 경이의 시선으로 바라보는 이유가 되고 있다. 인체의 기 흐름에 따른 오장육부의 원인치료와 자연 해독법 등을 통해 동양의학이 닿을 수 있는 인체의 신비와 놀라운 치유효과를 일목요연하게 소개하고 있다.

동양의학, 병을 예방하는 원인치료의 길

 동양의학과 서양의학의 차이점

동양의학과 서양의학은 치료 방법이 다르다. 더 중요한 것은 치료의 시점(Point of time)이 다르다는 것이다. 동양의학은 미병(未病)의 단계에서 치미병(治未病) 하고, 서양의학은 이미 온 질병(疾病)의 단계에서 치병(治病)한다. 따라서 동양의학적인 치료가 보다 응급적인 처치이며 보다 근본적인 치료이다. 동양의학적인 치료가 질병이라는 태풍이 오기 전에 미리 댐을 건설하는 것이라면 서양의학적인 치료는 태풍이 온 이후의 늑장 대처와 마찬가지다. 아울러 치료의 한계와 부작용이 속출할 수밖에 없다.

동양의학은 변증론치(辨證論治)로서 증(證)을 변별하여 치법을 논

하므로 미병(未病)의 단계에서 치료한다. 반면에 서양의학은 변병론치(辨病論治)로서 특정 원인, 특정 질병, 특정 치료법의 원리에 의해 질병 명이 정해질 때 비로소 치료에 돌입한다. 반면에 질병 명이 정해지지 않는 경우에는 치료 대책이 없어 우왕좌왕한다.

　세계적인 석학들에 의하면 서양의학적 변병론치로 치료될 수 있는 질병은 구조적이고 해부학적인 질병이 전체의 약 30% 이하에 불과하다고 한다. 더 중요한 것은 70%의 기능성 장애에 대한 변증론치적 치료는 동양의학의 몫이라는 결론이다.

　이미 동양의학은 서양의학을 압도하고 있다. 서양의학에서는 동양의학의 증(證)을 증상(症狀)과는 뜻이 다른 어떤 두 가지 이상의 복합 증후군과 비슷한 뜻을 가진 개념으로 보는 경우도 있다. 증후군(syndrome)이라고 하는 것은 우연보다 빈번히 일어나는 일련의 증상(symptom)들과 징후(sign)들로 그 원인을 확실히 모르는 경우이다. 이처럼 증(證)의 경우 서양의학적인 치료보다는 동양의학적인 치료가 더 적합하다.

　여기서 우리는 증상과 징후, 질환과 질병의 정의에 대해 확실히 해둘 필요가 있다. 일반적으로 증상은 환자가 주관적으로 경험 또는 호소하는 장애를 말하고, 징후란 전문가에 의해 관찰되는 이상을 가리킨다. 질환은 환자와 그 가족들이 인식하고 경험하는 비정상 또는 불편함을 말하고, 질병은 전문가가 증상, 징후를 포함한 병태생리, 잠재적 원인 및 각각의 관련성을 모두 아는 경우를 가리킨다. 동양의학은 병증(病症)을 위주로 치료하고, 서양의학은 질병 명을 위주로 치료한다.

변증론치를 위주로 하는 동양의학은 질병보다는 질환에 더 중점을 두는 보다 전인적인 치료로 볼 수 있다. 반면에 서양의학은 특정 원인, 특정 질병, 특정 치료법에 의해 치료하므로 반드시 질병 명이 정해져야 치료할 수 있는 특성을 갖고 있어 질병에 보다 중점을 두므로 동양의학과 구별된다. 질환은 환자와 그 가족들이 인식하고 경험하는 비정상 또는 불편함을 말하므로 보다 환자의 입장을 나타내고, 질병은 전문가가 증상, 징후를 포함한 병태생리, 잠재적 원인 및 각각의 관련성을 모두 아는 경우이므로 보다 전문가의 입장을 나타낸다. 도올 김용옥 교수에 의하면 동양의학은 거시생물학(Macrobiology)으로 눈에 보이지 않는 세계에 대한 엄밀한 고찰이며, 서양의학은 미시생물학(Microbiology)으로 눈에 보이는 세계에 대한 엄밀한 고찰이다. 따라서 형상을 인정하면서 동·서의학은 계속 만나야 한다.

동양의학의 치료는 주로 눈에 보이지 않는 기능(function)에 중점을 두어 치료하고, 서양의학의 치료는 주로 눈에 보이는 구조(structure)에 중점을 두어 치료한다.

동양의학은 서양의학의 각종 검사로 확인되지 않으면서 본인은 괴로운 눈에 보이지 않는 기능성 장애(functional disorder)를 위주로, 서양의학은 각종 검사로 명확하게 확인되는 기질적 장애를 위

☞ 각종 질병을 예방하는 음식들

정력 보강	해구신, 녹용, 산수유, 지황, 오미자, 구기자, 도꼬마리
기력 보강	인삼, 황기, 무씨, 생강, 쇠고기, 목향, 향부자, 사향, 오약
혈액 보강	천궁, 쑥, 엉겅퀴
오장육부를 보함	밀, 보리, 검정콩
당뇨병 예방	콩, 연근, 두부, 해조류, 하늘타리, 뿌리, 황기, 누에, 두릅
위궤양, 위장병	찹쌀, 쑥
두통 예방	칡 뿌리, 천궁, 결명자, 작설차, 녹두, 무, 박하
눈병 치료	각종 채소와 과일, 결명자, 뽕나무 가지, 잉어 쓸개, 굼벵이
목구멍에 생긴 병	도라지, 굼벵이, 누에, 달걀 흰자위, 배즙, 무즙, 쌀로 만든 식초
복통 치료	말린 생강, 도라지, 개고기, 파 뿌리, 작약, 오수유, 정향
발기부전 치료	사슴 자지, 개 자지, 물개 자지, 소 자지
뼈와 골수를 튼튼하게 하는 식품	자석, 지황, 쇠무릎, 녹용, 소의 골수, 개고기
중풍 치료	석창포 뿌리, 국화 꽃잎, 천마, 소나무 잎, 뽕나무 가지, 배즙, 검은콩, 오골계
감기, 독감 치료	석고, 칡 뿌리, 파 뿌리, 녹두, 배
몸이 약할 때 도움이 되는 식품	둥굴레, 황정, 맥문동, 천문동, 삽주 뿌리, 마, 황기, 오가피, 귤, 오골계, 뱀장어, 누런 암닭
토사곽란에 좋은 약	생강, 사과, 달래, 생숙탕, 소금물
기침을 멈추게 하는 식품	인삼, 호두, 생강, 오미자, 잉어회, 살구씨, 배, 뽕나무 껍질
황달에 효과가 있는 식품	질경이, 사철쑥, 밀싹, 보리싹, 붕어, 잉어, 자라, 미나리, 치자
아기에게 좋은 식품	곶감, 익힌 채소, 흰 죽, 생밤

주로 치료한다고 보면 될 것이다. 서양의학에서는 각종 검사를 통한 형태학적 및 생화학적 변화로는 이상이 발견되지 않으면서 환자 자신은 불편을 겪게 되며 이러한 경우에는 눈으로 확인할 수 없는 기능의 이상이므로 서양의학적 치료보다는 동양의학적 치료가 종합적인 효과를 기대할 수 있다.

사람의 몸에는 어떤 기(氣)가 흐르는가?

동양의학에서는 사람의 몸을 소우주(小宇宙)라고 한다. 한마디로 인체는 우주만물의 기본이 되는 에너지이며 모든 생명체의 근원이며 그 근본 에너지가 기(氣)이다. 우주의 변화가 기에 의해서 일어나고 우주에 속해 있는 지구에 존재하는 생명체인 인간도 이러한 기의 변화에 자유로울 수 없다. 우주와 인간의 기는 결코 별개의 것이라고 할 수 없다. 일반적으로 기는 생명활동의 기본이 되는 에너지이며 흐름인데, 이를 에너지 측면에서는 기력(氣力)이라 말하고, 흐름 측면에서는 기운(氣運)이라고 말한다. 인간의 몸에 기가 제대로 흘러야 생각 등의 정신활동이 생겨나고 정(精)이 만들어지며, 기(氣)와 함께 혈(血)이 인체의 구석구석까지 순환하면서 에너지, 즉 영양분을 공급하게 되어 생명을 유지할 수 있다. 결과적으로 인간은 기가 충만해야 건강한 상태가 된다. 기가 어느 한 부분에 치우쳐서 과하거나 부족하게 되면 항상성이 깨져서 균형 감각이 흐트러지게 된다. 균형적인 식생활과 운동과 함께 정신과 기의 순환을 위해 노력을 지속하여 기의 균형과 조화를 유지하는 것이 건강을 유지하는 가장 기본이 되는 방법이다.

기(氣)라는 글자의 구성을 살펴보면 쌀 미(米)자와 기운 기(气)자가 더하여 만들어진 것인데 기는 코를 통해서 들어온 천기(天氣) 즉, 산소를 포함한 대기와 입을 통하여 섭취한 지기(地氣), 즉 음식물이 어우러져서 만들어지게 된다. 우리 인체에 흐르는 기는 어떤 것이 있을까? 우리의 몸에는 원기(元氣), 종기(宗氣), 영기(營氣), 위기(衛氣) 등 여러 가지 기가 존재한다.

원기는 신장에서 나온 선천지정(先天之精)이 기로 변한 것으로 생명활동의 기본이다. 종기는 음식물이 위장으로 들어가서 소화되어 생긴 가장 정미로운 기로서 가슴에 쌓여 있으면서 호흡을 주관하고 체온을 유지시켜주는 역할을 하게 된다. 영기는 비위에서 흡수된 음식물의 맑은 기로 종기의 영향으로 활성화되는 음기이다. 영기는 피와 함께 온몸을 순환하면서 영양분을 공급해주는 역할을 하게 된다. 위기는 비위에서 흡수된 음식물의 탁한 기로 종기의 영향으로 활성화되어 낮에는 몸의 바깥쪽을 돌고 밤에는 몸속의 장부를 순환하는 양기로서 혈관의 외부에 영양분을 공급하고 사기(邪氣)에 대항하여 제일 먼저 싸우는 역할, 즉 방어력을 의미한다.

영기와 위기는 아침에 폐에서 만나게 되는데 결국 폐는 두 가지

기의 흐름에 필수적인 역할을 하게 된다. 진기(眞氣)는 몸에서 으뜸이 되는 기로서 여러 기가 만나서 생성되며 생명을 유지하게 된다. 만약 진기가 소멸되면 인체는 사망하게 된다. 이러한 기는 인체 내부의 장기와 외부의 경락을 흐르게 되어 우리 몸의 항상성과 밸런스를 유지해야 된다. 기는 인체의 항상성을 유지하여 질병을 방어하는 전체적인 유기체의 작용이다.

이러한 흐름에 이상이 생기면 질병이 생기게 되므로 이를 개선하기 위하여 적절한 조치가 필요하다. 기의 입장에서는 호흡과 음식이 중요하고, 치료적 입장에서는 경락의 기를 조절하는 규칙적인 운동과 장부의 기를 조절하는 약물요법이 중요하다. 인체에서 수분을 섭취 흡수하는 곳은 소화관이다. 소화관(消化管)에서 흡수된 수분이 간문맥(肝文脈)을 통해서 하대정맥으로 유입되고 하대정맥을 통과하여 심장(心臟)과 폐(肺)를 순환한 후에 인체 전체에 공급된다.

인체는 우주의 축소판이고, 자연의 축소판이다. 《동의보감》에서는 하늘이 둥그니 사람의 머리도 둥글고, 하늘에 4계절이 있듯이 사람에게는 사지가 있고, 하늘에 5행이 있으니 사람에게는 5장이 있고, 하늘에 6극점이 있으니 사람에게는 6부가 있다고 했다. 하늘에 8방위 바람이 있으니 사람의 수족에는 8마디가 있고, 하늘에 9개의 행성이 있으니 사람에게는 9규가 있고, 하늘에 12시간이 있으니 사람에게는 12경맥이 있다. 또한 하늘에 24절기가 있듯이 사람에게는 24척추가 있고, 하늘에 365일이 있으니 사람에게는 365혈 자리가 있다. 하늘에 해와 달이 있듯이 사람에게는 두 눈이 있고, 하늘에 밤낮이 있듯이 사람도 자고 깬다. 하늘에 천둥 번개가 있으니 사람에게는 기쁨과 성냄이 있고, 하늘에 비와 이슬이 있으니 사람에게는 눈물과 콧물이 있고, 하늘에 음과 양이 있듯이 사람에게는 한(寒)과 열(熱)이 있고, 땅속에는 물이 있듯이 사람에게는 혈액이 있고, 땅에 초목이 있듯이 사람에게는 모발이 있고, 지하에 금속이 있듯이 사람에게는 치아가 있다.(동의보감 내경편 신형문)

이렇게 자연과 사람이 닮은 바가 있기에 인체는 소우주라는 것이다. 자연에 미생물이 있어 오염물질을 정화하듯 사람에게도 미생물이 있어 독소를 정화한다. 인체가 자연의 축소판임을 더욱 강조하는 부분이 아닐 수 없다. 인체가 우주를 닮은 또 하나의 이유는 바로 미생물과 아름다운 동거를 하고 있다는 공통점 때문이다.

동양의학적 피부미인 관리

매일 거울을 볼 때마다 눈 밑이 거뭇거뭇한 것이 보이면 기미를 의심하게 된다. 평소에 어혈과 변비가 심하고 소화기관에 문제가 많은 사람은 항상 식사를 하고 나면 속이 더부룩하고 가스가 잘 차며 얼굴과 손, 발이 잘 붓는 증상이 나타난다. 일반적으로 기미는 피부가 햇볕에 과다 노출되어 자외선을 많이 받아 피부 안에 멜라

닌 색소가 쌓여 생기는 것으로 알려져 있다. 그러나 피부는 외적인 요인과 내적인 요인에 의해 생기는 것을 구분하여야 한다. 특히 여성들은 생체 리듬이 깨지거나 오장육부의 균형 감각이 무너지면 기미가 생기는 경우가 많다. 《동의보감》에서는 노화를 비롯한 주근깨, 기미, 여드름, 주름 등 모든 피부 트러블의 원인을 내장기의 노화와 기능 저하로 본다. 불규칙한 식사와 운동 부족, 스트레스, 지나친 흡연, 무분별한 다이어트와 무리한 성생활 등은 내장기의 손상을 초래한다. 이것이 피부의 손상으로 이어진다. 20~30대를 지나면서 서서히 시작된 피부 노화는 40대 초반부터 급격히 진행된다. 인체 내의 생체호르몬이 부족해지면서 피부는 유연성과 탄력을 잃으면서 주름이 빨리 생긴다. 또한 피부 표면이 얇아지고 혈액순환이 잘 안 돼 미미한 자극이나 약물 등에도 쉽게 반응한다. 특히 여름철에는 자외선에 대한 방어력이 떨어져 색소 침착으로 기미가 발생하기도 한다. 체질적으로 살이 잘 찌는 사람은 피부가 상대적으로 두꺼운 편이다. 땀을 충분히 내면 몸이 가벼워지는 것이 특징이어서 일광욕은 양기를 불어넣어 체내에 습한 기운을 제거하는 유익한 활동이 된다. 기미가 많이 끼는 사람은 근본적으로 폐의 기능이 활발하지 못한데 이는 피부로의 영양 공급과 직결된다. 인체의 기운을 온몸으로 분산하는 펌프인 폐가 원활하지 않다는 것은 영양분이 골고루 공급되지 못함으로써 피부가 건조해져 까칠해지기 쉽다는 것을 의미한다.

태음인에게는 율무를 이용한 피부관리가 도움이 된다. 율무는 몸속을 따뜻하게 하고 신진대사를 원활하게 하며 피부를 촉촉하게 해줄 뿐만 아니라 미백효과까지 있다. 율무가루나 율무효소에 물과 꿀을 넣어 갠 다음 얼굴에 거즈를 대고 잘 펴 바른 후 10분 정도 지나 미지근한 물로 얼굴을 헹궈주면 기미예방에 도움이 된다.

소양인은 피부가 검고 얇은 편에 해당된다. 햇볕 아래에서 오래 피부를 태우는 것은 좋지 않으므로 1일 30분 이상 노출은 피하는 것이 좋다. 이들의 특성은 몸에 열기가 많고 기운이 쉽게 머리 쪽으로 치솟기 때문에 체질적으로 신장의 기운이 약해 노폐물 배출이 잘 이뤄지지 않아 얼굴이 부어 보이고 피부가 빨리 노화한다. 소양인에게 권장되는 피부노화 억제 방법은 알로에 오이팩이 제격이다. 알로에는 소염과 부종을 가라앉히는 작용과 피부 진정효과가 특출하다. 또한 오이는 보습과 미백효과가 뛰어난다. 알로에 젤과 오이를 갈아낸 즙에 밀가루를 섞어 걸쭉하게 만든 후 얼굴에 넓게 바르고 10분 정도 지나 미지근한 물로 씻어내면 피부가 깨끗해진다. 외적으로 관리가 용이치 않을 시 내적으로 관리를 해야 한다. 피부 질환을 일으키는 장기기능 이상을 조절하고 체내 독소 제거와 면역기능 강화 등의 방법을 통해 피부 노화를 근본적으로 방지하고 노화된 피부를 더 이상 노화되지 않도록 지속적으로 관리하면 노후에도 깨끗한 피부를 유지할 수 있다.

서시옥용산은 여러 가지 한약재를 이용해 만든 미세 분말 가루로 미백효과가 뛰어나다.

보행 중에 마시는 찬물은 피부건강을 해칠 수 있다. 햇볕 아래 걷다가 차고 시원한 물과 음료를 찾다 보면 몸이 찬 사람은 약한 소화기능이 저하돼 겨울철에 손과 발이 더욱 차가워지고 피부가 거칠고 안 좋아질 수 있다. 걷기 운동 후에는 지나치게 찬 냉수와 음료수는 피하는 게 좋다. 이럴 때는 미지근한 생맥산(生脈散: 맥문동, 인삼, 오미자) 같은 한약재가 도움이 된다. 생맥산은 정신적 에너지를 충전시키고 심장기능을 강하게 하면서 손실된 영양소를 보충하는 역할까지 한다. 속 열이 많아 더위를 많이 타고 땀이 자꾸 나고 입이 마르는 경우에 많이 쓴다. 다혈질이면서 스트레스에 민감한 사람은 걷기 후 보리와 콩, 메밀과 같이 서늘한 성질의 잡곡과 오이, 배추 등 물이 많고 시원한 채소를 먹는 것이 도움이 된다. 특히 여름철에는 인삼, 생강, 대추를 끓여 꿀에 타서 마시는 것도 피부건강에 도움이 된다.

동양의학적 자연 해독의 비밀

현대인들은 각종 독소의 바다에 빠져 있다. 의학이 발전하고 살기는 편해졌지만 건강상태는 그 어느 때보다 나빠졌다. 온갖 질병으로부터 나 자신을 지키기 위해 기본이 되는 독소를 해독하는 것이다. 우리는 독소를 일으키는 온갖 유해환경 속에 살고 있다. 매일 먹는 음식은 물론이고, 미세먼지가 가득한 공기, 봄철이 되면 어김없이 날아오는 황사, 친환경과는 거리가 먼 주거형태 등 온갖 독소에 둘러싸여 있다. 동양의학의 원전인《동의보감》에서는 우리 몸에서 병을 일으키는 가장 큰 원인이 바로 인체 내에 축적된 독(毒)이라고 했다.

　《동의보감》의 의학이 바로 자연 해독의 결정체이며,《동의보감》에 수록된 자연의 이치대로 섭생을 바꾸면 인체는 저절로 정화된다. 불필요한 독이 빠져나가면 불필요한 살은 저절로 빠지며, 몸을 괴롭히는 온갖 질병에서도 해방될 수 있다.《동의보감》에서는 찌꺼기가 배설되지 못하고 자꾸 쌓여 독소가 된다고 했다. 한시라도 빨리 비우고 없애야 한다. 인체는 독소를 만들지 않기 위해 끊임없이 독소를 배설하지만, 아무리 찌꺼기를 배설해도 입으로 들어오는 쓰레기 음식이 계속 쌓이면 몸의 자정기능이 제 기능을 못해 독소가 생길 수밖에 없다.《동의보감》에서는 독소를 담음(痰飮), 어혈(瘀血), 식적(食積)으로 구분했다. 담음, 어혈, 식적의 세 가지 독소는 후천적인 섭생에 따라 크게 좌우된다. 후천적인 섭생이 중요한 이유가 바로 여기에 있다.《동의보감》에서는 태어난 유전자 등은 바꿀 수는 없어도, 후천적으로 만들어지는 기질 즉, 후천적 기(氣)는 바꿀수 있다고 말한다. 후천지기를 통해 가벼운 몸으로 거듭나는 방법을 찾아보면 준비기, 청소기, 회복기라는 3단계 해독법을 제시한다. 준비기에는 불량 음식을 일체 끊고 자연식을 생활화해야 한다. 청소기에는 소화하는 데 시간이 걸리는 고형식 대신 정화주스를 생활화해야 한다. 회복기에서는 죽에서 시작해 정상 식사로 돌아가면서 자연식의 섭취를 생활화하는 것이 바람직하다.

이렇게 3단계 해독의 절차를 밟되,《동의보감》에 수록된 다양한 해독방법을 내 몸 상태에 따라 적용하면 완벽한 맞춤형 해독이 된다. 그러나 사회생활을 하다 보면 이전의 생활로 돌아가 우리 몸이 다시 더러워질 수밖에 없다.

그렇게 되지 않으려면 다음과 같은 원칙을 지켜야 한다.

첫째, 다작(多嚼), 많이 씹어서 먹어야 한다. 둘째, 소식(小食), 적게 먹어야 한다. 셋째, 저염식(低鹽食)과 자연식을 해야 한다. 넷째, 화학조미료를 금해야 한다.

아울러 《동의보감》에 수록된 절대 하지 말아야 할 나쁜 습관 세 가지도 같이 준수해야 한다. 첫째, 배부르게 먹은 후에 곧바로 눕지 말아야 한다. 바로 누우면 소화가 안 되거나 몸에 적취(積聚)가 생기게 된다.《동의보감》〈잡병편 내상문〉에 나와 있는 내용이다. 둘째, 하루를 보내며 하지 말아야 할 일은 바로 밤 늦은 시간에 배부르게 먹지 말라는 것이다. 〈내경편 신형문〉 내용이다. 셋째, 탁한 술을 마시면서 밀가루 음식을 먹지 말아야 한다. 이대로 술과 음식을 먹다 보면 기가 출입하는 구멍을 막아 버린다. 〈내경편 내상문〉의 내용이다.

다양한 독소가 있지만 우리를 가장 많이 괴롭히는 독소는 크게 밖에서 들어오는 독소(먹거리)와 마음으로부터 생기는 독소(칠정:七情)이다.

결론적으로 해독을 통해 몸이 바뀌면 행동의 변화가 이어지고, 행동의 변화는 습관의 변화로 이어지며, 습관의 변화는 새로운 삶의 변화를 불러온다. 최근 유수의 해외 동양의학 학술지에는 계속해서 전통의학의 놀라운 성과가 보고되고 있다. 중국이나 일본의 경우 진행성 위암이나 대지진 등에 의한 외상후 스트레스 증후군 등에도 동양의학이 기여할 수 있다는 많은 연구의 결과 등이 연이어 발표되고 있다.

동양의학이 인체에 미치는 영향

인류의 역사와 함께 시작된 약의 역사는 민간약(folk medicine)에서 전통약물의 시대를 지나 과학적인 검증이 요구되는 약의 시대로 변화해 왔다. 최근 천연물의 연구는 해를 거듭할수록 눈부시게 발전하고 있으며 기기분석의 도입으로 인하여 점차 천연물성분이 규명됨에 따라 개개 생약의 유효성분의 입체구조가 밝혀지고 있다.

그러나 동양의학은 그 역사가 오래된 것에 비하여 아직도 이론체계가 현대의학처럼 정립되지 못하였지만 그 학설은 문헌을 통하여 볼 때 연구할 가치가 높게 인식되고 있다.

 한약을 이해한다는 것은 생명을 이해해야 한다는 전제조건이 필요하다. 우리가 무엇인가를 먹는 것은 그 생명체의 기운을 얻기 위해 먹는 것이다. 그러기 위해서는 한약재의 본 성분이 변질되지 않은 범위 내에서 시들지 않고 좋은 생명의 기운을 얻어야 한다. 모든 한약재는 이 땅에서 난 신선한 천연재료를 인체에 유익한 부분만을 수치 가공하여 사용하는 경우도 있다. 또한 한약재는 생명을 가졌던 것들의 일부분이며 우리는 생명의 일부분을 가공하지 않고 이용하는 것이 대부분이다. 하나의 생명을 이용하기도 하지만 여러 생명을 연계해서 이용하는 것을 처방이라 하고 이렇게 형성된 처방은 생명의 순환이라는 의미를 내포하고 있다. 21세기를 향하는 시기에 현시점을 돌아보건대 서양의학은 고도로 발달된 물리학과 화학의 도움으로 날로 발전하고 있는 것이 사실이나, 동양의학은 수천 년 내려오는 낡은 틀 안에서 반추만 하고 있으니 언뜻 보면 구태의연한 학문으로 보일지 모른다.

 그러나 세상만사 온고이지신이며 특히 동양의학에는 주옥같이 여기는 처방들이 오랫동안 축적된 경험의 결실인 이상, 하루아침에 획기적인 동양의학의 새 이정표가 등장하는 일은 절대적으로 있을 수 없는 일이다. 경험과 시스템은 장시간을 절대적으로 필요로 한다.

 다시 말하면 어제 빛을 발휘했던 사실은 오늘도 통용되고 내일에도 그 위력을 상실할 리 없다는 것이다. 어느 날 갑자기 센세이션을 일으키며 나타났던 신 요법이 몇 년 못 가서 온갖 피해를 불러오고 그 약은 여러 가지 부작용을 우리 인류에게 남기는 서양학문에 비교하면 한약은 얼마나 구수한 진국의 맛인가. 우리는 옛 성현의 업적을 계승 개발할 뿐만 아니라 이 서양의학의 폐해의 골을 메우는 데 배전의 노력을 해야 하는 것이 동양의학의 책무라면 책무이다. 그러면 발달된 물리, 특히 화학의 힘을 동양의학에 접목시키면 엄청난 발전이 있지 않을까. 그러나 화두는 전혀 동양의학의 본질을 모르는 사람들의 발상이다. 왜냐하면 서양의학이 분석위주라 한다면 동양의학은 통합 지향적이기 때문이다.

한약재의 일부분을 보면 당귀라는 한약재 한 포기가 세 가지의 성분을 발휘한다. 머리부분은 지혈제, 몸통부분은 양혈제, 다리부분은 행혈제로 구분하여 쓴다. 그러니 어떤 화학적 성분이 있고 천궁, 백작약, 숙지황이라는 한약재는 인체 내에서 어떠한 화학반응을 유발하는지를 규명하는 것은 동양의학의 실체에 접근하는데 전혀 도움이 되지 않는 일이라는 것을 명심해야 한다. 동양의학은 당귀, 천궁, 백작약, 숙지황을 합하여 사물탕이라 칭하고 있다. 앞의 한약재들은 대표적으로 보혈제로 대다수 많이 애용하고 있는 한약재들이다.

또 한 예를 들면 계지, 백작약, 감초, 생강, 대조를 조합(combination)하여 계지탕이라 하며 치상풍하는 처방으로 많이 쓰이고 있다. 이 경우 계지 일미를 제 아무리 많이 복용하여도 계지탕의 효력을 발휘할 수 있는 것이 아니라 백작약, 감초, 생강, 대조 등과 합해짐으로써 전혀 새로운 치상풍의 약효를 창조해내는 것이다.

상풍, 자한, 오풍이라는 증상이 조합을 만들어 이루어진 계지탕의 증상을 자물쇠라 한다면 계지, 백작약, 감초, 생강, 대조가 조합을 이룬 계지탕은 방의 열쇠라 할 수 있다.

이러한 경우를 동양의학을 전공한 자들은 통합 지향적이라는 특징이 있다고 확신한다.

4

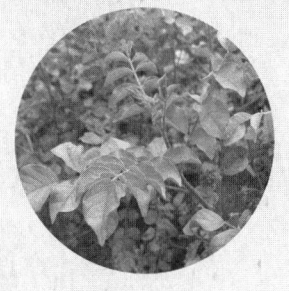

약이 되는 음식,
독이 되는 음식

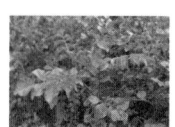

예부터 동양의학에서는 '의식醫食'이라고 하여 '음식은 의약'이라는 생각을 갖고 있었다. 기왕에 먹는 음식이라면 맛도 좋고 몸에도 좋은 음식을 먹어야 잘먹고 잘사는 삶이 아니겠는가. 자연과 맞으면서 암이나 치매도 예방하고 노화방지와 면역력에 좋은 음식들은 우리 주변에서 쉽게 구하고 먹을 수 있는 음식들이다. 콩, 된장, 마늘, 소식, 여름 보양식 등 알고 먹으면 약이 되고, 모르고 먹으면 독이 되는 음식에 관한 유익한 이야기들로 건강한 식생활의 정수를 알아보도록 하자.

약이 되는 음식,
독이 되는 음식

 자연과 맞는 음식

 기왕에 먹는 음식이라면 맛도 좋고 몸에도 좋은 음식을 먹어야 하지 않을까. 그렇다면 어떤 음식이 몸에 좋은 음식일까? 기름기가 자르르 흐르는 꽃등심은 너무 지방이 많지 않나, 아무래도 웰빙 시대인데 등푸른 생선을 먹을까, 아니야 녹황색 채소를 색깔별로 골고루 먹는 게 탁월한 선택이 아닐까. 대체로 이런 식으로 고민하다가 먹고 싶기는 고기를 먹고 싶은데 건강을 생각해서 채소나 해산물을 먹는 사람이 많은 것이 요즘의 추세인 것 같다.

 그러나 정답은 체질에 따라 다르게 먹어야 한다는 것이다. 자연에 살아가는 야생동물은 병들어 죽지 않는다. 다른 동물에게 잡아

먹히거나 굶어 죽거나 자연사할 따름이다. 그러나 사육하는 동물은 여러 가지 이유로 병이 든다. 왜 그럴까? 사육하는 동물은 자연의 법칙대로 살아가지 않기 때문이다. 조물주가 정해 놓은 대로 자기가 먹을 것만 먹는 야생동물은 병이 들지 않는다. 동물들은 태어날 때부터 자기가 먹을 것을 안다. 오직 인간만이 자기가 무엇을 먹어야 하는지를 모르고 있다. 자연에 산재해 있는 동물들은 체질 구분이 없다. 오직 만물의 영장인 인간만이 체질이 분류되어 있다.

  육식을 해야 하는 체질의 사람이 육식을 너무 기피함으로써 생기는 질환도 늘고 있다. 서양의 자연과학의 눈으로 보면 모든 음식들이 각종 영양성분과 칼로리로만 표시되겠지만 음식의 가장 중요한 기능은 눈에 보이지 않는 데에 있다. 내가 지금 원하는 것을 맘대로 먹고 있어도 건강한데 웬 말이야 할지 몰라도 체질에 맞는 음식을 먹는 사람은 질병의 발생률이 낮고 체질과 반대의 음식을 먹는 사람은 질병의 발생률이 높을 수밖에 없다. 개개인의 체질을 모르면 역시 균형식이 낫다. 남들이 먹고 좋다는 것을 따라 하다가 몸을 망치느니 골고루 먹는 것이 최소한 내 몸을 지키는 지름길이다. 여러 경로로 알게 된 건강식품도 요행으로 자기 몸에 맞는 경우를 제외하고는 해가 되는 경우가 상당부분 차지한다. 종합체질의학의 기본은 나와 남이 다르다는 것을 인정하는 데 있다. 내가 먹고 좋은 것이 남에게는 해가 될 수 있고 내가 싫은 것이 남에게는 목숨을 구하는 소중한 것이 될 수 있다. 인간세상의 기본도 이런 것이 아닌가 생각한다. 내가 생각하는 것과 남이 생각하는 것이 다를지라도 그 것을 서로 인정하는 것, 그러면 세상은 보다 더 편안해지지 않을까. 다시 기본으로 돌아가 본분에 충실하자.

먹으면 암 예방에 도움이 되는 음식들

식습관은 암 유발에 직접적인 영향을 끼친다. 주로 채소를 잘 먹지 않거나 육류 중심의 식습관을 지닌 사람들이 암에 노출될 위험이 높은 사람들이다. 암에 걸리기 쉬운 사람들의 식습관에는 어떤 것들이 있을까

첫째, 녹황색 채소를 먹지 않는 사람이 암에 걸릴 확률이 있다. 이런 사람들은 녹황색 채소에 포함된 암 예방 성분인 카로틴이 부족해 암에 노출되기 쉽다. 둘째, 채소를 먹지 않는 사람이 암에 걸릴 확률이 있다. 이런 사람들은 식물성 섬유나 비타민군의 부족으로 암에 걸리기 쉬운 체질로 된다. 셋째, 우유를 마시지 않는 사람이 암에 걸릴 확률이 있다. 이런 사람들은 위벽을 튼튼히 하지 못해 위암에 걸리기 쉽다. 넷째, 육류 중심의 식사를 하는 사람이 암에 걸릴 확률이 있다. 이런 사람들은 동물성 지방의 과잉섭취로 대장암이나 위암에 걸리기 쉽다. 다섯째, 과음을 하는 사람들이 암에 걸릴 확률이 있다. 이런 사람들은 소화기 계통의 암이나 간암에 걸리

☞ 암을 예방하는 데 좋은 식품

위암	우유	위암과 식도암을 예방하고, 양질의 단백질과 지방이 식도와 위 점막을 보호함
	식물성 비타민 A(당근, 호박 등 녹황색 채소)	소화기암을 예방하고, 뛰어난 황산화제로 점막을 보호함
	동물성 비타민 A(닭고기, 돼지고기, 장어, 버터 등)	소화기암을 예방하고, 뛰어난 황산화제로 점막을 보호함
폐암	엽산(녹색 잎 채소)	폐암 치료와 예방, 열에 약해서 생이나 살짝 데쳐 먹음
	B12(계란 노른자)	폐암 치료와 예방
	당근	올리브유로 조리해 오렌지나 키위와 함께 먹음
간암	감초	간 기능을 개선하고, 해독작용을 함
	된장	간을 좋게 하는 식품임
	참깨	간을 좋게 하는 식품임
	동물의 연골이나 껍질 부위에 풍부한 콜라겐	간암의 면역력을 높임
대장암	식이섬유(통곡, 야채, 과일, 해초류)	대장암을 예방하는 음식
	식이섬유 음료	대장암을 예방하는 음식
	유산균 음료, 생수를 하루 여덟 잔 이상	대장암을 예방하는 음식
유방암	콩	식물성 호르몬인 아이소플라본 함유, 유방암을 예방함

기 쉽다. 여섯째, 담배를 피우는 사람이 암에 걸릴 확률이 있다. 이런 사람들은 암을 비롯해 호흡기계통 병에 걸릴 위험성이 증가한다.

그렇다면 암을 예방하는 식습관에는 어떤 것이 있을까?

첫째, 영양을 골고루 섭취해야 한다. 여러 가지 식품을 골고루 섭취하여 균형 있는 영양을 공급받음으로써 암을 예방할 수 있는 신체적 조건을 만들어야 한다. 둘째, 같은 식품을 계속 먹지 말아야 한다. 음식물에 포함된 소량의 발암물질도 장기간에 많이 먹게 되면 나쁜 영향을 미친다. 식품 교환표를 익혀 변화 있게 영양을 섭취하도록 한다. 셋째, 과식을 피해야 한다. 지나친 영양의 섭취는 암세포의 증식을 촉진한다. 소나기 밥을 먹거나 음식을 빨리 먹는 습관도 위암 발생의 원인이 된다. 넷째, 술과 담배는 최대한 줄인다. 지나친 과음이나 습관적인 음주는 구강암, 식도암, 간경변, 심하면 간암으로까지 이어진다. 1주일에 2-3일 정도는 술을 마시지 말고 몸을 쉬도록 한다. 흡연은 본인뿐만 아니라 주위 사람에게도 폐암에 걸릴 확률을 높여주므로 줄이거나 끊는 것이 도움이 된다. 다섯째, 자극적인 음식, 뜨거운 음식은 피하는 것이 좋다. 지나치게 짠 음식이나 매운 음식은 자극이 강해 위암의 원인이 된다. 너무 뜨거운 음식도 위와 식도를 자극하므로 식혀서 먹도록 하자. 여섯째, 자외선의 과다노출을 피해야 한다. 자외선에 오래도록 노출이 되면 피부세포의 유전자에 이상이 생겨 피부암을 일으킬 가능성이 높다.

치매 예방에 도움이 되는 식품들

치매를 방지하려면 치매의 증상이 먼저 감지되어야 한다. 치매란 바보가 된 상태로서 지능이 저하된 것을 말하며 지능에 위중한 장애가 일어난 것을 의미한다. 치매에는 문치와 무치(文痴와 武痴) 증상이 있다. 문치는 억울한 증상이 표정 없는 침묵으로 일관하며 슬퍼하거나 울거나 하는 증상이며, 무치는 광란증상으로 고함을 지르거나 절규하여 옷을 벗은 채 나체로 아무 데나 들어가고 사람을 식별하지 못하는 것을 말한다. 치매 현상은 엄밀히 말하면 태어나면서부터 시작된다고 할 수 있다. 치매는 뇌의 노화에서 비롯되는 것이므로 뇌의 노화를 방지할 수 있는 생활을 하거나 음식을 섭취하도록 신경을 써야 한다. 한번 치매 상태가 진행되면 정상으로 회복되기 힘들고 회복되어도 재발 가능성이 있으므로 항상 건강한 생활을 위해 신경을 써야 한다.

뇌가 필요로 하는 영양소는 뇌세포 자신을 위한 영양, 뇌세포들 간의 접촉 시 필요한 영양, 뇌세포에 영양 보급을 조절하는 세포를 위한 영양 등 세 가지 영양이 균형 있게 섭취되었을 때 뇌의 노화에서 벗어날 수 있다. 뇌를 구성하고 있는 영양소의 대부분은 지방질과 단백질이 바로 뇌 속에서 효소를 만들어 반응을 일으키는 작용을 한다고 본다. 뇌세포의 성분은 매일 교체되는데 지방질은 4주일, 단백질은 2주일 동안에 바뀌어진다.

이밖에도 과산화지질을 막는 비타민 E, 콜레스테롤을 억제하는 니코틴산, 뇌의 에너지원이 되는 포도당과 그 생성을 촉진하는 비타민 등 많은 영양소가 필요하다. 이런 영양소를 충분히 공급해야 치매를 예방할 수 있다.

뇌의 노화를 방지하는 식품에는 현미, 콩, 시금치, 굴, 생선류, 우유, 다시마, 톳나물, 요오드, 달걀, 식물성기름, 녹황색 채소, 등푸른 생선, 고구마와 같은 뿌리채소 등이 좋다.

현미는 백미에는 없는 많은 영양소가 들어 있다. 비타민을 비롯해서 니코틴산, 판토텐산을 함유하고 있다. 건망증, 불면증이 있을 때 현미 쌀과 백미 쌀을 반반 섞어 먹으면 도움이 된다. 콩과 시금치는 엽산을 많이 함유하고 있어 조혈작용을 하므로 빈혈을 예방할 수 있다. 굴은 8종류의 필수아미노산이 풍부하고 집중력을 높여 주는 타우린도 많이 들어 있다. 뼈째 씹어 먹을 수 있는 작은 생선과 우유가 지니는 칼슘은 뼈와 이에 좋고 정보전달물질의 활동을 부드럽게 한다. 다시마와 톳나물은 몸의 대사를 활발하게 하는 갑상선 호르몬의 재료가 되는 요오드를 많이 함유하고 있다. 식물성기름은 노화된 세포에 리포프스틴이라는 과산화지질과 단백질이 결합한 이른바 인체 내의 녹 같은 찌꺼기를 제거한다. 비타민 E를 지용성으로 식물성기름과 함께 섭취하면 더욱 효과적이다. 가열하면 비타민 E는 파괴되므로 드레싱의 형태로 섭취하는 것이 좋다. 정제한 기름에는 비타민 E가 포함되어 있지 않다. 녹색이나 적색, 황색 등 색소가 든 채소에는 카로틴과 비타민 C가 많이 들어 있다. 카로틴은 체내에서 비타민 A로 변화하고 뇌의 노화를 재촉하는 활성탄소를 제거하는 활동도 한다. 매끼마다 한가지씩은 꼭 첨가해 먹도록 한다. 또한 튀김이나 볶음으로 하면 흡수율을 높일 수 있다. 전갱

이, 꽁치, 정어리 등 등푸른 생선에는 콜레스테롤을 줄이고 혈압을 낮추며 동맥경화증을 예방하는 성분이 있다.

감자, 고구마, 무, 연근, 우엉 등의 뿌리채소는 섬유소가 많이 함유된 식물성 섬유가 많아 대변을 부드럽게 하고 쾌변을 보는 데 도움을 주며, 식품첨가물 등의 유해물질의 흡수와 배설을 촉진한다.

된장의 노화방지 · 면역력 강화

국내 장수노인을 조사한 결과 90% 가량이 된장을 즐겨 먹는다는 연구결과가 나와서 화제가 된 적이 있다. 된장은 어떤 음식에나 잘 어울릴 뿐만 아니라 항암, 항노화, 면역력 강화 등의 다양한 효능을 발휘하는 것으로 인정받고 있다.

쥐에게 니트로사민이나 벤조피렌 같은 발암물질을 투여, 동물 실험한 결과 된장을 먹은 쥐는 더 오래 생존했고 암의 부피가 평균 80% 가량 감소한 것으로 나타났다. 콩에 함유된 트립신저해제, 프로테아제저해제 같은 물질이 발암을 억제하는 것으로 추정된다.

콩의 황색색소와 사포닌, 페놀계 이소프라본, 제니스테인 등은 노화를 방지해주는 효과를 보이는 것으로 알려졌다. 이들 성분은 세포 내에서 유익한 역할을 하는 지질의 산화를 억제해 노화를 늦춘다. 콩은 돌연변이 가능성도 줄여주는 것으로 알려지고 있다. 또

콩 속에 들어 있는 레시틴은 콜레스테롤을 낮추고 혈관을 강화해주며 다이드진은 고혈압과 두통을 개선해준다. 콩 단백질과 지질은 간기능을 촉진시켜 간에 염증이 생겼을 때 늘어나게 되는 아미노기 전이효소가 활성화되는 것을 막아주는 것으로 밝혀지고 있다.

반면 외국학자들은 된장에 발암성이 있다고 주장해 왔다. 녹색 누룩곰팡이인 아스퍼길루스 플라버스, 아스퍼길루스 파라스티커스 등이 된장에 기생하면서 위암과 간암을 유발하는 아플라톡신, 마이코톡신을 만든다는 것이다. 이에 대해 국내 학자들은 '전통적'인 방법으로 석달 이상 발효시키면 발암물질이 거의 파괴된다고 강조한다. 숙성이 덜 된 일본된장처럼 암을 걱정할 필요가 없다는 것이다. 특히 숯으로 유해물질을 흡착하면 독성이 줄어든다. 보다 확신을 갖기 위해서는 된장을 날로 먹기보다는 끓여 먹어 발암물질을 제거하는 게 바람직하다.

소식하고 콩을 많이 먹어라

'장수하려면 카페인, 담배, 술을 피하고 콩을 많이 먹어라'

인류 최대의 소망인 무병장수의 비밀은 '소식하는 식습관과 절제된 라이프스타일' 이라고 시사주간지 〈타임〉 최신호가 보도했다. 스트레스가 생기면 곧바로 풀어버리는 정신자세도 오래 사는 비결이

☞ **가정에서 마시는 몸에 좋은 건강차**

차종류	약재	효과
쌍고차	금은화, 화고초	고혈압, 동맥경화 예방
국결차	감국, 산사, 볶은 결명자	고혈압, 동맥경화 예방
용안조차	용안옥, 볶은 산조인	불면증, 건망증 치료
창포차	창포, 매실, 대추 등	불면증, 건망증 치료
통변차	행인, 백자인, 마자인	변비 치료
인삼, 백출, 계피차	인삼, 백출, 계피	소화불량, 식욕부진 치료
음양곽,인삼,육종용차	음양곽, 인삼, 육종용	원기 회복, 남성 성기능 강화
복분자,두충,황정차	복분자, 두충, 황정	원기 회복, 남성 성기능 강화
모과차	모과	감기 예방, 피로 회복
유자차	유자	감기 예방, 피로 회복
생강차	생강	신진대사 회복, 감기 치료
인삼차 및 인삼즙	인삼	혈액순환 촉진, 원기 회복
알로에차 및 알로에즙	알로에	혈액순환촉진, 원기 회복
오미자차	오미자	여름철 피로 회복, 기침, 천식
오가피차	오가피	원기 회복

라고 이 잡지는 전했다.

세계적인 장수마을 일본 오키나와의 노인들은 암과 심장병, 뇌졸중을 막아주는 과일과 야채 위주의 식사를 하고 있다. 이들이 세계에서 콩을 가장 많이 섭취(하루 평균 120g)한다는 사실도 특기할 만하다. 또 다른 특이점은 음식을 적게 먹는다는 것. 오키나와 장수노인들은 '10분의 8' 만큼 먹는다는 식생활 철학을 갖고 있다. 이들의 하루 섭취 열량은 1천 8백 칼로리로 미국인들의 2천 5백 칼로리에 비해 현저히 적다.

　일본의 장수노인들은 점심식사 후 한 시간 가량 낮잠을 잔 후 저녁이면 현악기 연주나 일기 쓰기 등으로 마음을 가다듬는다. 일부는 알로에, 마늘 등으로 빚은 술을 한잔 한 뒤 '내일 하고 싶은 일을 생각하면서' 잠이 든다.

　청결한 금욕주의 생활을 강조하는 미국 유타주의 '제7안식일 재림파' 신도들은 미국인 평균보다 8년이나 더 오래 산다.

　카페인, 담배, 술 등을 금지하고 자연을 벗 삼아 긍정적인 사고를 갖게 한다는 게 장수의 비결이다. 〈타임〉은 "나이가 들수록 소속감이 강한 공동체 모임에 적극 참여해 마음을 풍요롭게 하는 것도 중요하다"고 강조했다. 초록색 브로콜리나 양배추에 들어 있는 인돌은 암세포의 성장을 억제하고 발암물질을 중화하는 작용을 한다. 흰색 마늘과 양파에 들어 있는 알리신 역시 발암물질을 해독하는 작용을 하며, 간의 콜레스테롤 합성도 저하시킨다. 노란색 오렌지나 레몬에 들어 있는 테르펜은 쓴맛을 내는 성분으로 발암물질을 배설시킨다. 노란색 대두나 땅콩에 들어 있는 이소플라본은 혈중 콜레스테롤을 녹이고, 콩에 들어 있는 사포닌은 장내 암 유발물질을 중화시킨다. 그 외에도 토마토의 리코펜, 깨의 세사민, 당근의 베타카로틴, 피망이나 고추의 캡사이신, 메밀의 루틴, 다시마나 미역의 후코이단, 버섯의 베타클루칸, 사과의 펙틴 등이 간의 해독작용과 대사작용을 돕는 기능성 영양소이다. 이러한 영양소가 없다면 간은 해독작용을 온전히 해내기가 버거울 것이다.

콩팥, 13억 중국인의 숨은 강정식

이류보류(以類補類)란 글귀가 있다. 동물의 간은 흔히 조혈과 강정식품으로 잘 알려져 있다. 그런데 간과 더불어 콩팥도 뛰어난 강정식으로 유명하다. 특히 비만으로 고민하는 사람이나 당뇨가 있는 사람에게 적합하다. 당뇨는 췌장에서 분비되는 인슐린이 부족해 포도당의 대사가 이루어지지 못하기 때문에 생기는 병이다. 콩팥은 신장기능을 좋게 하고 강정효과가 탁월해 식이요법으로 쓰이는 식품이다. 중국에서는 이 콩팥을 말려 강정제를 만든다. 콩팥 중에서도 양의 콩팥이 으뜸이다. 그런데 이러한 사실이 일반인들에게 널리 인식되지 못해 우리나라에서는 콩팥을 찾는 사람이 드물다. 그러나 맛있는 콩팥 요리를 먹어보면 금세 인식이 바뀔 것이다. 양의 콩팥은 쉽게 구할 수 있는 부위가 아니므로, 그 대용으로 돼지 콩팥을 이용할 수도 있다. 먼저 껍질을 벗긴 돼지 콩팥을 얇게 썰어 살짝 데친 후, 찬물에 두세 번 헹구어 물기를 바짝 뺀다. 거기에 마늘, 생강, 파를 다져 참기름과 식초를 넣고 소스를 만들어 끼얹으면 맛 좋은 돼지 콩팥 요리가 완성된다. 공을 들인데 비해 그 맛은 놀라울 정도이다. 아무리 값비싼 소고기를 사서 요리를 해도 낼 수 없는 독특한 미각을 느낄 수 있을 것이다. 거기다가 아직까지 콩팥은 대중화 돼 있지 않아서 값이 싼 게 특징이다.

 강정효과가 빠른 콩팥 볶음 요리 하나를 더 소개하면 콩팥을 얇게 썰어 물로 잘 씻은 다음, 물기를 빼고 기름을 두른 팬을 달궈 거기에 마늘과 생강, 준비해 둔 콩팥을 넣고 볶는다. 3분 정도면 요리가 끝난다. 그러나 강정효과는 3일 이상을 갈 것이다. 더 강력한 강정제를 원한다면 부추와 마늘을 충분히 넣고 볶으면 된다. 호르몬이 풍부하게 함유된 콩팥의 조리 요령은 술 외에도 생강과 마늘을 반드시 넣어야 한다. 진한 향으로 미각을 자극해 식욕을 회복할 수 있고, 혈액순환을 원활히 해 강정의 상승효과를 얻을 수 있기 때문이다.

전통적인 강장제, 마늘(大蒜)의 효능

 마늘은 서부 아시아 또는 중국이 원산지이고 한국, 중국, 일본 등에서 많이 재배한다. 마늘은 세계적으로 널리 알려진 여러해살이 식물이다. 흥미 있는 것은 마늘이 오래 전부터 강장제와 치료 한약재 또는 예방약재로 널리 알려져 왔다는 것이다. 이집트에서 피라미드를 쌓는 노예들에게 체력을 유지시키기 위하여 마늘을 주었다는 것도 이미 잘 알려진 사실이다.

　마늘은 파와 함께 페스트, 콜레라, 기타 사망률이 높은 전염병들을 예방하는 약제로 이용되어 왔다. 또한 마늘은 괴혈병, 신석증, 위장관질병, 감기, 편도염, 고혈압, 학질, 부종, 불면증, 뱀 중독을 비롯한 여러 가지 중독, 피부질병, 화농성외상 등 많은 질병들을 치료하는 데 다양하게 이용되어 왔다. 그러나 콩팥에 염증이나 눈병, 인후염, 혀와 관련된 질환이 있거나 유행병을 앓고 난 후는 복용을 금지해야 한다. 마늘 머리부분은 탄수화물, 전분, 과당, 비타민 C, 마그네시움과 칼시움, 염소 등 염류들, 피톤치드(식물성 항생물질), 식물성 스테린, 아질산물질, 피로포도산, 암모니아, 요드, 섬유소 등 생물활성물질들이 다량 함유되어 있다.

　편도선염과 후두염, 입안 염증 때 효과적인 예방치료방법은 마늘 한쪽을 입안에 넣고 주기적으로 씹는 것이다. 기관지천식, 폐결핵, 기관지확장증과 같은 호흡기질병도 마늘로 치료할 수 있다. 호흡기질병을 치료하는 마늘요법으로는 마늘을 짓찧어 사기그릇에 넣은 것을 밀봉하여 놓고 매일 몇 번에 걸쳐 10분씩 뚜껑을 열고 마늘냄새를 흡입하면 이 흡입치료방법은 하루에 마늘 한쪽이면 충분하다. 마늘의 항암작용은 신선하지 않은 마늘추출물에도 유리기 소거작용이 있으며, 주요한 활성성분이 있다. 마늘의 유기황 화합물들은 여러 가지 종양의 성장을 지연시킨다. 또한 마늘은 효소의 활성을 경쟁적으로 억제함으로써 발암물질이 이 효소에 의하여 활성화되는 것을 막아준다. 알리신에는 항산화작용이 있으며, 셀레늄을 보강한 마늘은 강한 암 예방작용을 나타낸다. 동양의학에서는 건위, 발한, 이뇨, 살균, 구충약으로 하루에 0.5~1g을 사용하며 향신료로 많이 쓰인다. 최근 중국에서는 이질의 보조치료약으로 경증의 이질에 다양하게 쓰고 있다.

체질과 여름 보양식

여름철에는 체질별로 구분하여 인체의 흐름을 알고 관리해야 한다.

몸이 찬 소음인은 삼계탕, 열 많은 소양인은 해물탕, 간이 약한 태양인은 메밀탕, 땀 많은 태음인은 콩국 등이 제격이다. 무더운 날씨에는 기혈과 진액의 소모가 제일 많아 몸이 나른해지기 쉽다. 평소 허약하고 소화기능이 약한 이들은 식욕마저 떨어져 더욱 무기력해진다. 여름철 약해진 원기를 보충하기 위해 삼계탕과 보신탕을 즐겨 찾곤 한다. 하지만 이 음식들이 누구에게나 적합한 보양식이 되는 것은 아니다. 각자의 체질을 잘 알고 자신의 체질에 적합한 음식을 섭취하는 것이 가장 좋은 보양식이 되고, 더운 여름을 슬기롭게 보내는 방법이다. 삼계탕의 주재료인 닭은 따뜻하고 담백해 소화 흡수가 쉽다. 찹쌀은 중초(中焦)를 보하고 기운을 더해준다, 인삼

☞ **사상 체질의 특징과 그에 맞는 음식과 식품**

태양인	태음인
체구가 크고 목덜미가 발달한 반면 허리와 다리가 약하다. 판단력, 진취성이 강한 반면 계획성이 적고 대담하지 못하며 그 수가 매우 작아 체질 감별이 상당히 어렵다. 소변을 못 보면 중병이 되기 쉽다.	허리가 굵고 발달한 반면 목과 머리가 약하고 호흡기가 약하다. 숨이 잘 차고 수분 신진대사가 좋지 못하여 습독으로 인한 병이 많이 생긴다. 머리가 좋고 위엄이 있어서 정치가, 사업가, 학자 등이 많으며 골격이 크고 피부가 약하며 심장병, 고혈압 등 성인병이 잘 생긴다. 약간 땀을 흘리는 것이 좋다.
육류는 별로 좋지 않고 모든 생선, 조개류와 게, 생굴, 문어, 오징어 등 해물이 좋다. 다래, 머루 포도, 감, 앵두, 채소류는 모두 좋고, 모밀이 특히 좋으며 지방질이 적은 음식이 좋다.	쇠고기류는 모두 좋으며 육회, 곰탕, 설렁탕, 우유, 버터, 조기, 명태, 민어, 오징어, 자두, 살구, 밤, 은행, 호도, 잣, 무, 도라지, 고사리, 연근, 토란, 호박, 버섯, 콩, 밀, 율무, 콩나물 등 단백질이 많은 것이 좋다.
소양인	**소음인**
체구가 작고 흉부가 발달하고 허리가 약하여 민첩하고 소화력이 강한 반면 생식력이 약하며, 머리가 좋고 나서기를 좋아하여 매사에 흥분하기 쉽고, 집안일이나 자신의 일에 소홀하기 쉽다. 비위장에 열이 많아서 찬 음식과 냉수를 좋아하며 대변을 못 보면 병이 되기 쉽다.	체구가 작은 편이고 흉곽에 비해 골반이 발달되어 있고 소화기가 약한 반면 신장 자궁 계통이 발달되어 있다. 두뇌가 명석하고 꼼꼼하며 매사에 치밀하니 너무 세심하여 신경성 질환이 많으며 불안, 초조, 불면, 소화불량 등이 많이 생기고, 설사나 땀을 흘리면 중병이 되기 쉽다.
돼지고기, 오리고기, 오징어, 가물치, 북어, 문어, 우렁이, 조개, 해삼, 전복 등 참외, 딸기, 배, 미나리, 오이, 가지, 배추, 상추, 바나나, 토마토, 배, 현미, 보리, 감자, 녹두, 메조 등이 좋다.	쇠고기, 닭고기, 치즈, 토끼고기, 양젖, 명태, 굴비, 뱀장어, 미꾸라지, 가자미, 미역, 김, 귤, 복숭아, 대추, 시금치, 무, 생강, 들깨, 상치, 당근, 쑥, 현미, 찹쌀, 옥수수 등이 좋다.

과 황기는 원기를 보충해주고 갈증을 없애준다. 마늘은 비위를 따뜻하게 해 정체된 것을 흩어 버리고 대추는 오장을 보하고 진액을 늘린다. 때문에 삼계탕은 대체로 몸이 차고 소화기능이 약한 소음인에게 적합한 음식이다. 보신탕의 주재료인 개고기 역시 성질이 더운 음식이다. 보신탕에 들어가는 생강, 부추, 후추, 고춧가루, 산초가루 등은 모두 열이 많은 향신료에 해당한다. 따라서 평소 얼굴이 붉고 몸에 열이 많은 체질에는 적합하지 않고, 몸이 차고 허약한 소음인에게 적합하다. 칼슘과 철분이 많은 미꾸라지를 갈아 만든 추어탕과 비타민 A가 많아 발육과 시력, 면역 증강에 좋은 장어 역시 소음인에게 적합하다. 다만 장어는 고지방, 고열량 음식이므로 활동이 적은 이들이 많이 먹는 것은 좋지 않다. 소음인과 반대로 열이 많고 기운의 상승이 강한 소양인에게는 시원한 음식이 적합하다. 이들에겐 싱싱한 해산물과 신선한 야채로 만든 해물탕이 좋다. 게는 성질이 차고 맛이 짜며 가슴과 위의 열을 풀어주고 혈액순환을 도와 산후 복통에도 좋다. 굴은 피부와 안색을 좋게 하고 해삼은 신장의 음기가 약하고 혈이 부족한 것을 보충해 준다. 또한 미나리를 듬뿍 넣어 끓인 복어탕 역시 소양인에게 좋다. 복어는 몸의 열을 내려주고 습기를 없애주며 수분의 순환을 도와 신장기능이 상대적으로 약한 소양인에게 효과가 있다. 돼지고기는 성질이 차고 신장을 보하며 건조한 것을 윤택하게 해준다. 물에 삶아 기름을 빼고 상추와 같은 신선한 채소와 함께 먹으면 여름철 체력 소모가 많아 허열이 생긴 경우에 좋다.

　태양인은 상체에 비해 하체가 약하다. 상대적으로 간장의 기능이 약하고 몸에 열이 많은 체질로 신선하고 담백하며 지방질이 적은 해물류나 채소류가 좋다. 메밀은 차고 맛이 달며 장을 튼튼히 하고 기력을 돋우어준다. 여름철 메밀로 냉면을 만들어 먹거나 차로 만들어 수시로 먹어도 좋다. 조개종류도 성질이 차다. 조개는 맛이 달고 열을 내려주고 주독을 제거해준다. 태음인은 비위기능이 튼튼해 통상적으로 식성이 좋은 편이다. 여름철 체력이 떨어져 입맛이 없을 때 쇠고기 육개장을 권할 만하다. 쇠고기는 비위기능을 돕고 기혈을 보충한다. 또 근육과 뼈를 튼튼히 하고 갈증을 멎게 하며 몸이 붓는 것을 해소한다. 여기에 소화 흡수를 돕고 가래를 삭히는 무우는 오랫동안 정체된 습기를 풀어주는 콩나물을 듬뿍 넣어주면 습기를 발산시켜 몸이 한결 가벼워진다. 콜레스테롤을 낮추는 버섯을 넣어주는 것도 좋다.

　태음인에게는 콩이 좋다. 여름철 땀으로 인한 수분 손실과 단백질 공급원으로 시원하게 콩국을 만들어 먹으면 효과가 좋다. 태음인은 평소 땀이 잘 흐르는 것이 건강하지만 너무 많은 경우는 치료가 필요하다. 평소 닭고기, 개고기, 마늘, 생강, 후추 등 열성음식은 피하는 것이 좋다. 우리가 무엇인가를 먹는 것은 그 생명체의 기운을 얻는 것에 목적이 있다. 이미 시들어 버리거나 죽어버린 생명체에서는 좋은 생명의 기운을 얻기 힘들다.

☞ 서로 피해야 하는 음식

상극인 음식	나타나는 증상
소고기와 차	쉽게 변비를 유발함
해산물과 차	쉽게 변비를 유발함
닭고기와 토끼고기	설사를 유발함
닭고기와 생선국	뱃속에 통증이 오고 딱딱한 응어리 생김
닭고기와 미나리	진기(참됨 힘)을 손상함
토끼고기와 겨자	부스럼이 생김
토끼고기와 미나리	탈모 현상 발생함
토끼고기와 메밀 장기복용	풍열성 질환, 눈섭이 빠질 수 있음
돼지고기와 메추리고기	얼굴에 붉은 반점 생김
소 간과 메기	중풍을 일으킬 수 있음
소고기와 삶은 감자	위점막에 부담을 줌
게와 토마토	설사를 유발함
파와 두부	영양상 좋지 않음
차에 소금을 넣어 먹음	신장이 쉽게 손상됨
백설탕과 붕어, 해바라기, 죽순	피부병을 유발함

우리는 왜 항생제 범벅 치킨을 먹어야 하나

치킨은 국민 대표 간식이다. 치킨은 닭이다. 닭들에게 벌어지는 일이 바로 나의 일이라는 사실을 아는 이들은 별로 없다.

닭은 자연 상태에서 보통 10여 년을 산다. 25년까지 산 닭도 있다고들 한다. 닭이 다 자라려면 2년 반은 넘게 자라야 정상적인 닭이 된다. 하지만 우리가 먹는 닭은 35일 가량 길러진다. 최소한 영계라도 되려면 6개월 이상은 지나야 하는데, 깜짝 놀랄 마술이다. 비밀은 성장촉진제에 있다. 모든 부대시설비와 물, 사료, 전기요금 등을 아끼려면 하루라도 빨리 키워야 하니 성장촉진제를 투여할 수밖에 없다. 닭 뼈가 맥없이 부러지는 이유다. 햇볕도 들어오지 않는 빽빽하게 밀집된 공장식 계사(鷄舍)에서 A4용지 한 장도 되지 않는 공간에서 닭은 죽지 못해 산다. 닭들이 죽거나 병들면 안 되니 항생제를 투여한다.

현대인들은 육류를 통해 항생제를 너무 많이 섭취하고 있기 때문에 항생제 내성의 문제가 생겼다. 인류의 마지막 항생제라는 반코마이신에도 내성을 보이는 황색포도상구균이 발생했다. 이 균은 어떠한 항생제로도 치료되지 않아 감기를 비롯한 감염 질환이나 사소한 염증성 질환에 걸려 사망하는 사람들이 늘고 있다. 이 균은 어린이 놀이터의 흙에서도 발견되며 환자 수는 4-5만 명으로 추산된다고 한다. 우리나라의 남부 지방을 중심으로 퍼져나가고 있다. 어떤 과학자는 앞으로 20-30년 뒤엔 항생제가 전혀 듣지 않아 항생제 발명 이전의 혼란기로 되돌아갈 것이라고 한다. 우리나라는 항생제 내성률이 세계 1위다. 항생제는 쇠고기, 돼지고기, 닭고기, 달걀, 각종 유제품은 물론 물고기에도 들어 있다. 1950년대에 항생제를 먹인 가축이 잔병에 걸리지 않고, 성장 속도가 빠르다는 사실을 알아낸 축산업자들이 가축사료에 항생제를 섞어 먹여왔기 때문이다. 한국은 OECD 국가 중에서 수의사의 처방 없이 항생제를 임의 투여할 수 있도록 허용한 유일한 국가다.

이러한 모두가 생명을 생명답게 다루지 않은 인간에게 내린 재앙이다. 그야말로 동물의 역습이다. 먹고살기 바쁜데 공장식 축사로 인한 환경오염이니, 지구 온난화니, 동물의 권리니 하는 구호들은 다 필요 없을지 모른다. 다만 나와 자녀의 건강과 미래를 위해 지금 내가 먹는 무언가가 어떤 과정을 거쳐서 내 앞에 왔는지 만이라도 관심을 가져야 할 때다.

1982년 미국의 오리건 주와 미시간 주에서는 복통, 설사, 구토, 고열을 호소하는 환자들이 갑자기 늘어났다. 식중독이 의심되었고 과학자들은 환자들의 분변을 채취하여 원인균을 찾으려고 했다. 그 결과 O157이라는 새로운 변종 대장균이 발견되었고 변종 대장균에 오염된 소고기를 충분히 익히지 않고 만든 햄버거 패티에서 유래된 증상임이 밝혀졌다. 오염된 햄버거를 먹은 사람들은 물과 같은 설사를 했고 일부는 피가 섞인 설사로 악화되기도 했다. 심한 복통이 동반되었으며 발열이 생기기도 했고, 일부는 사망에 이르렀다. 미국에서는 이후에도 지속적으로 O157균에 의한 식중독 환자가 발생하고 있다. O157균 감염은 미국에서만 발생한 것이 아니다. 유럽과 아프리카는 물론이고 우리 가까이에 있는 일본에서도 발생했다. 1996년 일본에서는 1만여 명이 넘는 환자에게서 O157균에 의한 식중독이 발생하여 일본 전역이 공포에 떨었던 적이 있다. 우리나라의 경우 지난 1997년 미국산 소고기에서 O157균이 검출되어 수입을 중단하고 조사반을 미국 현지에 파견하는 등 홍역을 치르기도 했고, 캐나다도 광우병 파동으로 수입을 중단하고 있는 것이 현실이다.

먹거리의 중요성을 잊은 지 오래지만 지금부터라도 관심을 가지고 약념(藥念) 하나라도 제대로 알고 먹어야 한다. 약념으로 맛을 낸 음식을 먹는 것은 화학물질을 그대로 먹는 것과 같다. 요리에는 약념이 녹아드는 것이기 때문에 당장 눈에 띄지는 않겠지만 건강에 좋을 리 만무하다. 그러나 우리가 무심코 사용하는 약념이란 것에도 조금 더 관심을 가져야 한다. 이왕 쓰는 약념이라면 내 몸에 약이 되는 천연 약념을 사용하는 것이 가족의 건강과 전 인류의 건강에 도움이 될 것이다.

시원한 맥주와 고기는 통풍을 유발한다

요즘 들어 열이 많은 사람들은 시원한 생맥주가 절로 생각날 때가 있다. 이상한 것은 생맥주를 기분 좋게 마시고 잠자리에 들었다가 갑자기 엄지발가락이 참기 어려울 정도로 아픈 경우가 있다. 이런 경우가 대부분 통풍이다. 관절염의 한 종류인 통풍은 체내의 노폐물인 요산이 인산화 되어 관절 내에 축적되면서 결정체를 만들어 생기는 증상이다. 바람만 스쳐도 아플 정도로 고통이 심하다. 평소 고량진미를 즐기는 사람에게 나타나기 쉽다고 해서 예전에는 일명 황제병 또는 부자병이라 불렸다. 미식가로 소문난 다윈이나 괴테, 나폴레옹, 알렉산드 대왕 등 세계적 인물들이 통풍으로 고생했다는 기록이 있다. 통풍은 당뇨나 고혈압 같은 성인병이 있거나 과음, 과식하는 중년 남성이 걸리기 쉽다. 하지만 젊은 사람도 운동량이 부족하고 육류를 즐겨 먹는 생활습관이 지속되면 통풍에서 자유로울 수 없다. 육류를 섭취하면 주성분인 단백질이 우리 몸 안에서 분해된다. 필요한 부분은 이용되고 나머지는 신장에서 걸러져 소변과 함께 버려진다. 이때 요산이 제대로 배설되지 않고 혈액 속에 머물러 요산의 농도가 정상보다 높아지면 관절을 침범하기 시작한다. 주로 하체로 내려와 발에 있는 관절, 특히 엄지발가락에서 가장 많이 발병하며, 손, 팔꿈치, 무릎 등에도 발병하는 경우가 있다. 《동의보감》에서는 통풍은 대체로 혈(血) 열(熱)을 받아 더워질 때 금방 찬물을 건너가거나, 습한 곳에 서 있거나 앉거나 서늘하게 바람을 쏘이면, 더워졌던 혈이 차지고 흐려지면서 잘 돌지 못하게 되어 생긴 것인데 한밤중에 아픈 것은 사기(邪氣)가 음(陰)으로 돌기 때문이라고 했다. 통풍의 증상이 심하면 호랑이가 무는 것과 같이 몹시 아프기 때문에 일명 백호풍(白虎風)이라고도 한다. 어떠한 질병이라도 원인에 따라 치료한다. 통풍도 원인을 풍한습열(風寒濕熱)로 파악했고 담음이나 어혈을 언급한다.

통풍은 특히 여름 또는 겨울철에 발병률이 높다. 여름철에는 열로 인해 피가 더워져 탁해질 수 있다. 또한 혈중의 요산이 소변을 통해 배출되지 못하고 더 많이 쌓일 수 있다. 겨울철에 자주 발병하는 이유는 찬 기운에 혈액순환이 잘 되지 않거나 물을 적게 마셔 요산을 소변을 통해 배출하지 못하기 때문이다.

통풍은 대부분 하루아침에 만들어진 병이 아니라 오랜 기간 섭생, 특히 식생활 문제로 생긴다. 만약 통풍이 생기면 재발할 수 있으므로 평생 동안 관리를 해야 한다. 가장 중요한 것은 철저한 식이요법이다. 육류, 내장류 등 퓨린이 다량 함유된 음식과 등푸른 생선, 술을 피해야 하며, 치즈나 계란으로 필요한 단백질을 섭취하는 것이 도움이 된다.

5

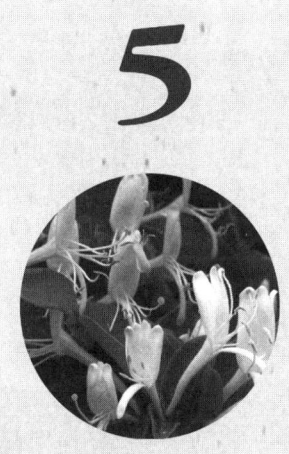

내 몸을 지키는 질병 예방법

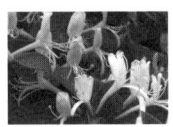

내 몸을 위한 안성맞춤의 건강조절법에는 어떤 것들이 있을까? 고혈압·당뇨의 증상과 처방은? 목·관절·허리·척추의 이상증상과 원인치료법은? 배변문제의 해법은? 중년의 건강관리법은? 피부병의 원인과 치료방법은? 정신병의 원인과 증상별 치료법은? 등등 오만가지 개인별 질병징후는 각각의 체질만큼이나 제각각의 원인과 처방이 다 다르다. 우리가 생활 속에서 아무렇지도 않게 지나치는 작은 징후들을 잘 살펴 몸에 이상이 오기 전에 잘 예방하는 것이야말로 건강한 심신의 관리를 위해 무엇보다도 중요한 일임을 동양의학에서는 다양한 질병의 예후를 살피며 힘주어 강조하고 있다.

고혈압 · 당뇨

 콜레스테롤과 고지혈증과의 관계

　콜레스테롤과 고지혈증, 지방간 등은 필터에 찌꺼기가 많이 끼었다는 의미다. 즉, 인체 내에 잘 녹지 않는 지방이 쌓였다는 것이다. 이는 풀 발라 놓은 지방 또는 얼어버린 지방을 말한다. 콜레스테롤은 인체 내 수많은 세포의 막을 구성하는 성분으로 혈액 속 뿐만 아니라 인체 전체에 골고루 분포되어 있다. 콜레스테롤의 양은 사람에 따라 다르긴 하지만 대략 100-150g 정도이며 비만인 사람일수록 인체 내 콜레스테롤이 많은데, 그것은 지방조직에 매우 많은 콜레스테롤이 포함되어 있기 때문이다. 콜레스테롤은 지방조직 외에 뇌, 척수, 혈액 또는 근육, 피부 등에도 들어 있고 간이나 심장, 신장, 동맥벽에도 많이 들어 있다. 그런데 이 콜레스테롤이 지나치게 많으면 인체 내 균형에 이상이 온다. 예를 들어 심장에 콜레스테롤이 많으면 심장병, 뇌에 많으면 뇌졸중, 동맥벽에 많으면 동맥경화증이 일어나기 쉽다. 마찬가지로 콜레스테롤이 혈액 속에 많이 분포되어 있으면 고지혈증이 된다. 이처럼 성인병의 주범으로 잘 알려져 있는 콜레스테롤은, 그러나 우리 몸에서 아주 중요한 기능을 담당하고 있다. 콜레스테롤의 주요 기능으로는 인체 내 무수한 세포를 구성하는 재료가 되고, 소화, 흡수에 중요한 역할을 하는 담즙산을 합성해주는 재료가 된다.

 그런데 이 콜레스테롤은 간장을 통해 70%가 합성되므로 간장과 콜레스테롤과의 관계는 아주 밀접하다고 할 수 있다. 이렇게 인체 내에서 없어서는 안 될 중요한 물질인 콜레스테롤이 어떻게 해서 고지혈증을 일으키게 될까? 그 원인은 인체 내 지방질을 운반하는 리포단백의 대사 이상 때문이다. 리포단백이란 콜레스테롤을 감싸고 있는 단백질 막으로, 콜레스테롤이 그 자체로는 혈액 속에 존재할 수 없기 때문에 이 같은 형태를 취하는 것이다. 콜레스테롤에는 저밀도 리포단백과 고밀도 리포단백이 있다. 저밀도 리포단백은 입자가 큰 콜레스테롤 덩어리로서 혈관 벽에 붙어 버리기 쉬운 반면 고밀도 리포단백은 작은 입자로 되어 있어 혈액 속을 떠다니며 혈관 벽의 콜레스테롤 덩어리를 떼어내는 역할을 한다. 따라서 고밀도 리포단백을 양질의 콜레스테롤이라고도 한다. 리포단백의 대사

이상이란 바로 저밀도 리포단백과 고밀도 리포단백의 비율에 이상이 생긴 것을 말하는데, 고밀도 리포단백에 비해 저밀도 리포단백이 현저히 많아지는 현상이 바로 고지혈증이다. 풀 발라놓은 지방은 지방세포가 마치 풀이 칠해진 것처럼 무언가와 함께 엉겨 있는 상태를 말한다. 그래서 지방세포가 쉽게 분해되지 않는 것이다. 이 풀의 작용을 하는 것이 바로 우리가 즐겨 먹는 질소 노폐물, 각종 중금속, 식품첨가물 등이다. 결국 독소가 이런 풀의 작용을 하는 것이다. 가공식품과 인스턴트식품을 많이 먹을수록 식품첨가물이 인체 내에 축적돼 안 좋은 지방세포를 만든다. 고지혈증 예방의 기본은 바로 자연에서 나지 않는 인공식품을 되도록 먹지 않는 것이다.

당뇨병은 발끝부터 머리끝까지 괴롭힌다

당뇨병은 그 자체뿐 아니라 합병증이 더 괴롭고 무섭다. 특히 이 병은 진행이 완만해 발병 사실을 모르고 있다가 합병증으로 이어지는 사례가 많다. 일반적으로 다른 병에 증상이 나타나 검사를 받다 당뇨가 나타난다. 특히 상처가 나서 검사받아서 나타나는 경우와 무심코 안과 검사를 받는 과정에서 뒤늦게 당뇨병으로 인한 합병증이 나타나는 경우가 대부분이다. 당뇨병은 음식물을 통해 흡수한 포도당이 정상적으로 쓰이지 못하고 혈액 속에 쌓였다가 결국 소변으로 빠져 나오는 것을 말한다. 그러나 당뇨병은 혈관에 문제를 일으키는 병이라는 점에서 혈관(血管)이 있는 인체의 모든 부위, 즉 머리부터 발끝까지 어디에나 합병증을 유발할 수 있다. 한 통계에 의하면 우리나라 30세 이상 성인의 10%가 당뇨병을 갖고 있고, 40-50대에 급격히 증가하고 있는 것으로 나타났다.

당뇨병의 동양의학적 원인은 《동의보감》〈잡병편〉에 나온 소갈(消渴)에서 찾을 수 있다. 소갈은 갈증으로 물과 음식을 많이 마시고 먹으나 몸은 여위고 소변 양이 많아지는 병이다. 위는 우리 몸에서 혈을 주관하는데 위에 열이 생기면 소화가 빠르고 허기를 잘 느끼게 된다. 대장(大腸)은 몸에서 진액(津液)을 주관하는 기관이며, 대장에 열이 생기면 눈이 누렇게 되고 입이 마르게 된다. 열량이 많고 단 음식을 과식하면 살이 찌고 피부의 주리(살결과 땀구멍)가 막혀 양기가 밖으로 배설이 되지 않고 몸 안에 갇혀서 열이 발생한다. 열은 위쪽으로 올라가 목이 마르게 된다.

이제마 선생의 《동의수세보원》에서는 소갈을 체질별로 구분하였다. 태음인의 소갈은 조열증, 소음인의 소갈은 식소(食消), 소양인의 소갈은 상소, 중소, 하소로 나눠 그 원인과 치료법을 제시했다. 태음인이 소변을 자주 보고 대변이 건조해지면서 갈증이 나면 간(肝) 부위에 조열이 생긴 것으로, 조열을 해소하는 처방을 사용한다. 민간요법으로는 연밥, 하늘수박뿌리, 칡뿌리, 오미자, 연뿌리, 우유 등이 도움이 된다. 소음인은 대체로 비위기능이 약해 음식을 많이 먹지 않는데, 입맛이 올라 음식을 평소보다 훨씬 많이 먹으면 식소를 의심해야 한다. 소음인에게 이런 증상이 나타나면 비위기능이 더욱 나빠지고 결국 부종으로 진행돼 위험한 지경에 이를 수 있으므로 빨리 대책을 강구해야 한다. 소양인은 신경을 쓸 일이 많고 일을 조급히 하려고 하면 양기가 점차 소모돼 몸에 화기가 울체되어 소갈이 된다. 이런 증상이 오면 양기의 상승 정도에 따라 상소, 중소, 하소로 구분해서 다스린다. 통상적으로 가슴이 답답하고 입이 말라 물을 많이 찾으면 상소, 허기가 져서 음식을 많이 먹으면 중소, 다리가 가늘어지고 소변이 탁해지면 하소이다. 각 증상마다 처방이 있고 민간요법으로도 도움이 되는 한약재들을 보면 연자육, 인동초, 구기자, 지골피, 녹두 등이 있다. 운동요법은 무리해서 하지는 말아야 되며, 가벼운 산책이나 자전거 타기, 맨손 체조 등 가벼운 전신운동을 꾸준히 지속적으로 하는 것이 효과를 극대화 할 수 있다. 주의할 점은 새벽이나 공복에 운동을 하면 오히려 저혈당을 초래할 수 있으므로 주의해야 한다. 어떤 병이든 전조증상이 있기 마련이다. 병이 오기 전에 사전에 대처하는 것이 중요하다.

고혈압은 어떤 병인가

한 여론조사에 의하면 우리나라 60세 이상의 노인 연령에서는

50% 이상이 고혈압, 40세 이상에서는 30%가 고혈압이 있다고 한다. 그러나 고혈압 환자는 절반은 치료를 받고 있고 절반은 적절한 상태로 혈압을 유지하며 지내고 있기에 위험한 상태에 돌입하지 않도록 세심한 주의를 해야 한다. 심장은 인체 내에 산소와 영양분을 공급하기 위하여 수축과 이완을 반복하며 혈액을 골고루 머리끝에서 발끝까지 보내는 작용을 한다. 혈압이란 심장이 박동할 때 동맥혈관에 흐르는 압력을 말하는데 혈압이 상승하여 일정하게 상승된 압력이 그대로 지속되는 경우 고혈압이라고 한다. 혈압은 일정하지 않고 변한다. 운동 시 흥분한 상태에서 스트레스를 받으면 정력이 감퇴되고 심장 박동 수가 빨라지면서 혈압이 오르고, 잠을 잘 때는 혈압이 내려간다. 고혈압이란 최고혈압이 140mmHg 이상, 이완기 최저혈압이 90mmHg 이상인 경우를 말한다. 수축기 혈압은 심장이 수축하여 혈액을 심장 밖 혈관으로 밀어 낼 때의 압력이며, 이완기 혈압은 심장이 이완할 때 유지되는 압력이다. 수축기 혈압은 높은데 이완기 혈압이 정상인 경우를 수축기 고혈압이라 하고 이 경우 뇌출혈이 많다. 이완기 혈압만 높을 때는 뇌경색이 많다. 고혈압의 원인은 90% 이상이 본태성 고혈압이며, 가족력 영향이 많아 유전적 요소가 많고 나이가 들어갈수록 혈관 벽이 약해지고 비만일수록 혈액이 탁해지며 감수성이 높을수록 고혈압이 발생할 가능성이 높다. 또한 혈압의 증가를 가져오는 다른 원인은 장기간 약물 복용, 과도한 성생활, 과도한 스트레스, 운동 부족, 무리한 과음과 흡연,

무절제한 생활 습관 등이 원인이다. 고혈압은 증상이 없으므로 본인이 모르는 사이 혈액 내의 응고된 물질(어혈고지혈증) 등이 쌓이는 것은 물론이고 고혈압이 오랫동안 진행되어 심장, 콩팥, 뇌, 당뇨병 등 합병증이 일어날 수 있기에 소리 없는 살인자라 할 수 있다.

　고혈압으로 인한 합병증은 무서운 병이다. 고혈압이 조절되지 않으면 신체 여러 기관에 막대한 손상을 일으킬 수 있다. 고혈압으로 인해 다음과 같은 병들이 발병하게 된다. 첫째, 중풍(中風)은 뇌혈관이 출혈되거나 막혀 사지 장애, 언어 장애가 온다. 둘째, 당뇨병은 신장 내의 신우허약으로 혈당이 축적되고 정기부족 현상이 나타난다. 셋째, 관상동맥질환은 심장근육에 혈액을 공급하지 못한 경우 심근경색을 초래한다. 넷째, 신부전증은 신장이 병들면 노폐물이 축적되어 염분대사 장애가 온다. 다섯째, 망막 질환은 시력이 약해지며 망막 혈관이 파열되는 여러 증상이 나타나게 된다.

　당신의 식탁이 가공식품과 인스턴트식품으로 채워져 있다면 지방 역시 풀이 잔뜩 발라진 상태라고 볼 수 있다. 또한 몸이 냉한지도 짚어봐야 한다. 손발이 차거나 추위를 잘 타거나 배가 차거나 찬 음식을 먹으면 소화가 잘 안 되고 설사를 하거나, 항상 냉 음료수를 가까이 두고 있다면 지방은 얼어 버린 상태다. 간장도 점검해봐야 한다. 건강검진에서 지방간이나 고지혈증 진단을 받았다면 필터에 기름때가 잔뜩 낀 상태로 보아야 한다. 이러한 원인들도 고혈압에 원인 제공을 한다. 입으로 들어간 모든 음식은 장에서 소화, 흡수되어 간을 통과한다. 지지분한 음식이 필터를 통과할수록 필터의 때는 증가하고, 깨끗한 음식이 필터를 통과할수록 필터의 때는 줄어든다. 끈끈한 물이 필터를 통과할수록 필터의 때는 증가하고, 깨끗한 물이 필터를 통과할수록 필터의 때는 줄어든다는 이치를 일상생활에서도 참고할 대목이다.

목, 관절, 허리, 척추
기타 질병

 목병은 단순한 것으로 보면 안 된다

목에는 두 개의 막는 기능이 있다. 말을 할 때는 기도가 열리고, 음식을 먹을 때는 식도가 열렸다가 닫히는 회염(會厭 : 연골, 물렁뼈)이 있다. 거기에 소리가 나는 성대가 있다. 폐로 들어온 공기가 목 안쪽에 위치한 성대를 통해 공기가 빠져나가면서 생기는 진동이 소리가 된다. 입 모양과 혀를 통해 발음이 만들어지고 공명을 거치면 비로소 대화가 가능한 목소리로 인식되는 것이다. 특히 목소리의 특성이라 할 수 있는 음색은 성대의 진동에 의해 이루어진다. 목소리가 바람 새듯 변질돼 쉰 목소리가 나오는 원인은 무리한 성대사용과 울증에서 올 수 있다. 이는 성대점막이 충혈되고 부었기 때문이다. 이렇게 성대가 부어오르면 정상적인 진동이 불가능해져 변질된 소리가 나오는 것은 당연하다.

　이러한 경우를 동양의학에서는 오장(五臟)의 기침이 오래 되면 목이 쉰다고 했다. 목이 쉬는 것은 성대가 찢어진 것이지 식도의 병이 아니다. 일을 많이 해서 덜덜 떨고 목이 쉰 것은 기허(氣虛)로 위기(衛氣)가 몹시 차기 때문이다. 기침을 하여 목이 쉰 것은 혈이 허해 열을 받은 것이라고 했다. 동양의학적으로 볼 땐 성대 질환은 성대에 수분이나 영양물질이 부족해지거나, 과도한 사용으로 성대가 과열돼 나타난다. 그렇다면 목소리는 단순히 목의 문제일까? 가장 흔한 성대 결절도 단순히 목의 문제만은 아닐 때가 대부분이다. 따라서 치료와 관리를 목에 국한하지 않고 몸 전체의 기운 상태로 접근했을 때 보다 효과적인 결과를 얻을 수 있다. 성대 결절은 양쪽으로 갈라진 성대에 좁쌀처럼 작은 종기가 생기는 질환으로 이 종기 때문에 성대가 진동할 때마다 마찰을 일으켜 부어오른다. 이 종기는 저절로 가라앉지 않아 쉰 목소리가 계속되며 목소리의 변화가 커지고 통증까지 나타난다. 대부분 목을 격하게 썼기 때문이 아니라 전반적인 컨디션이 약해지면서 나타난다. 특히 신장의 기운이 약해져 나무의 뿌리처럼 든든하게 지탱해주는 힘이 약해지면 심해진다.

　《동의보감》에는 심장(心臟)은 성음(聲音)의 주인이고, 폐장(肺臟)는 성음의 문이며, 신장(腎臟)은 성음의 뿌리라 했다. 또한 풍,한,서,습,조,화(風寒暑濕燥火)나 기혈담열(氣血痰熱)로 사기(邪氣)가 심폐를 침범하여 병이 상초(上焦)에 있을 때는 증에 따라 치료해 사기를 흩어뜨리면 목소리가 돌아오게 된다. 신허(腎虛)로 병이 들었을 때는 기를 거두지 못하고 근원으로 돌아가게 할 수 없다. 그러므로 기가 치밀어올라 기침하고, 담이 막히거나 숨이 차거나 배가 불러 오르고, 가슴, 배, 온몸이 당긴다. 기침이 심해질수록 기는 더욱 부족해지고 목소리는 더욱 메마르게 된다고 적혀 있다.

따라서 신장 기운을 다시 든든하게 해주고 목을 맑게 하는 치료를 해서 목소리를 다시 살리고 뒷심을 길러야 한다. 이렇게 쉰 목소리를 예방하려면 술, 담배, 커피, 꿀 등과 상체에 열을 가할 수 있는 자극성 심한 음식 등은 인후를 건조시킬 수 있으므로 피해야 한다. 대부분 음성 변화는 목을 충분히 쉬게 해주면 치료 없이 충분히 회복이 가능하다고 하지만 쉰 목소리가 2주 이상 회복이 안 되면 반드시 성대를 치료해야 한다. 맑은 음성은 몸 전체 건강의 상징인 것을 명심해야 한다.

척추측만증, 바른 습관으로 교정된다

세계화라는 단어가 일반명사가 된 지도 시간이 꽤나 흘렀다. 국경이 무너지고 물류가 전 세계로 이동하다 보니 인체의 병들도 유행을 타면서 청소년기와 중장년기에 많이 나타나는 척추 질환 중

하나가 척추측만증이다. 척추측만증이란 척추가 옆으로 휘는 증상이다. 통상적으로 10세를 전후해 성장기 무렵부터 서서히 진행되며, 성장이 활발한 사춘기에는 측만 증세도 집중적으로 악화된다. 무엇보다 오랫동안 고정된 자세로 움직이지 않는 수험생에게 자주 발생하는데 치료 자체가 까다롭고 시간도 오래 걸려 평소 올바른 자세로 생활하는 게 척추측만증을 예방하는 방법이다. 척추측만증은 한쪽으로 무거운 가방을 든다거나 주머니 한쪽에만 지갑이나 휴대전화를 넣을 때, 또는 짝다리로 서거나 의자에 앉을 때, 한쪽으로 기대어 몸을 틀어서 앉을 때 자주 발생할 수 있다. 이런 자세는 몸의 한쪽으로 무게 중심이 기울면서 좌우의 정상적인 균형이 무너져 측만증상을 일으키게 된다. 한참 성장 중인 청소년기에는 뼈의 성장도 동시에 이루어지므로 평소 나쁜 자세나 습관으로 척추측만증이 발생할 확률이 매우 높다. 가방을 한쪽 어깨에만 장시간 매면 어깨가 처지고, 몸의 한쪽 근육에만 과도한 힘이 들어가게 된다. 또한 자세를 유지하기 위해 가방을 멘 어깨를 위로 올리게 되면서 반대쪽에는 보상작용으로 어깨가 처지는 현상이 발생한다. 이러한 상태가 반복되면 한쪽의 승모근과 기립근에만 긴장이 지속돼 앞으로 지속적인 측만 상태를 일으킨다. 짝다리의 경우는 축이 되는 다리에만 무게가 쏠리게 되는데 축이 되는 쪽의 골반이 위로 올라가게 된다. 기립 자세를 유지하기 위해 척추는 보상작용으로 반대쪽으로 휘게 돼 만성적인 근육 불균형으로 이어진다. 또한 지갑을 한쪽 엉덩이의 주머니에 오랫 동안 넣고 다니면 앉는 자세를 취할 때 양측 좌골의 높이가 달라지면서 척추가 휘는 경우가 있다. 높아진 엉덩이의 높이 탓에 허리 부위 척추는 옆으로 휘게 되고 몸은 중심을 잡기 위해 상부 척추에서는 반대쪽으로 보상작용이 일어나 반대 방향으로 휘어진다. 척추측만증이 생기면 육안으로도 한쪽 어깨가 솟아 있음을 본인이 판단할 수 있다. 서 있을 때 어깨의 높이가 좌우 비대칭으로 한쪽 어깨가 지나치게 축 처져 있다거나, 골반의 높이가 좌우 비대칭일 때, 한쪽 젖가슴이 다른 쪽에 비해 덜 발달해 있는 경우도 다 척추측만증이다. 척추측만증이 생기면 척추 주변의 근육, 인대, 신경도 압박을 받게 돼 요통이나 어깨 결림, 두통 등의 증세가 나타날 수 있다. 이러다 보니 당연히 학생들은 학습효과가 떨어지고, 직장인들은 집중력이 떨어진다. 학생들은 성인이 되기 전에 치료하는 것이 우선되어야 한다. 척추측만증을 예방하려면 서 있을 때 항상 머리와 척추, 어깨와 골반의 균형을 유지하도록 하고 앉아 있을 때도 의식적으로 허리를 의자 깊숙이 넣어 바르게 앉도록 하는 습관을 들여야 한다. 옆으로 누울 때는 무릎을 약간 구부린 상태에서 다리 사이에 쿠션이나 베개를 넣으면 척추에 무리가 가지 않는다. 또한 엎드려 자는 것은 척추측만증을 초래할 수 있으므로 주의해야 한다.

스트레칭 부족으로 비롯된 요통

요즘 세대는 대부분 차를 가지고 다닌다. 그러나 운전을 업으로 삼지 않는 사람이라도 하루 중 운전하는 시간이 길면 요통을 초래할 수 있다. 어떤 자세든 마찬가지지만 운전 중에는 특히 자세가 중요하다. 운전할 때 좌석을 뒤로 잔뜩 젖혀 거의 누운 상태로 운전하거나 반대로 등받이에서 몸을 떨어뜨린 채 구부정한 자세로 운전하는 것은 금물이다. 어느 경우나 허리는 S자 곡선을 흐트러뜨리는 원인이 되기 때문이다. 또 아무리 바른 자세로 운전을 하더라도 장시간 운전하는 것은 허리에 나쁜 영향을 미친다. 운전을 할 때는 두 손과 다리를 모두 쓰기 때문에 몸의 하중을 고스란히 허리가 받을 수밖에 없다. 운전 중에는 자세를 바꿀 수도 없으므로 장시간 운전을 해야 할 경우라면 반드시 휴식시간을 갖고 허리근육을 풀어주도록 해야 한다. 일반적으로 허리가 건강하다고 자신하는 사람들일수록 허리를 삐끗했다며 통증을 호소한다. 아무리 허리가 건강하다고 해도 허리가 유연하지 않은 이상 대수롭지 않은 동작에도 쉽게 허리를 다칠 우려가 있다. 대부분 무거운 것을 들다가 허리를 다치는 경우가 많지만 자리에서 일어서다가, 또한 차에서 내리다가, 기지개를 켜다가도 어이없게 허리를 다치는 경우가 많다. 척추는 여러 개의 척추 뼈가 연결돼 있기 때문에 연결부위가 부드럽지 못하면 사소한 동작에도 삐끗하기 십상이고 인대와 근육이 충격을 받을 수도 있다. 그러므로 어떤 동작을 취하든 허리부터 무리하게 쓰는 습관은 자칫하면 위험한 결과를 초래할 수 있다. 자리에서 일어날 때는 무릎을 먼저 세우고 몸을 틀어 일어나도록 하고 기지개를 켤 때도 허리운동을 먼저 하는 것이 안전하다. 또한 무거운 것을 들 때 허리만을 굽혀 두 팔로 번쩍 들어 올리는 것은 허리를 상하게 하는 주요 원인이다. 몸의 하중뿐 아니라 물건의 무게까지도 허리가 급작스럽게 감당해야 하기 때문이다. 무릎을 굽힌 후 물건을 들고 일어서면 물건을 들어 올릴 때 받는 하중을 다리가 어느 정도 지탱해 줄 뿐 아니라 허리를 갑자기 굽힐 때 생길 수 있는 척추 손상도 방지할 수 있다. 같은 자세를 오래 유지하는 습관은 집중력이 높은 사람일수록 어떤 일에 빠지면 좀처럼 자세를 바꾸지 않는 경우가 많다. 몇 시간씩 꼼짝도 않고 앉아 바둑이나 장기 같은 오락에 빠져 있는 것은 허리를 혹사할 수 있는 나쁜 습관이다. 그리고 직업상 같은 자세를 오래 유지해야 하는 경우도 있는데 하루 종일 똑같은 자세로 근무해야 하는 공장 노동자나 서서 일해야 하는 서비스업 종사자들도 요통에 걸리기 쉽다.

 인체는 구조적으로 똑같은 자세를 오래 유지할 수 없다. 전신의 근육과 뼈를 적절하게 사용해야 피로가 쌓이지 않고 특정부위에 무리가 가지 않기 때문에 잠을 잘 때도 무의식중에 조금씩 자세를 바꾸는 것이 좋다. 그러므로 어떤 자세든 1시간 이상 유지하는 것은 좋지 않다. 서 있을 때는 양쪽 발을 번갈아 조금 높은 곳에 올려놓거나 다리를 꼬아 앉는 것이 편하다면 양쪽 다리를 교대로 꼬아주는 것이 도움이 된다. 아울러 규칙적인 휴식시간을 갖되 휴식 중에는 사용하지 않았던 뼈와 근육을 사용할 수 있는 동작을 하는 것이 좋다.

　허리가 하중을 가장 적게 받는 자세는 누워 있을 때다. 허리가 아플 때 누우면 통증이 해소되기도 하는데 이는 허리로 집중되던 하중이 인체 전체로 골고루 분산되기 때문이다. 그러므로 잠을 잘 때도 바른 수면자세는 허리건강을 유지하는데 중요한 조건이 된다. 그러나 잠을 잘 때도 어떤 자세로 자는가에 따라 허리에 미치는 영향이 달라진다. 즉, 허리의 S자 굴곡을 유지시킬 수 있는 방법으로 자면 허리의 피로를 풀 수 있지만 반대로 이 굴곡을 변형시키는 자세를 취하면 요통의 원인이 되기도 한다. 잠을 잘 때 가장 나쁜 자세는 엎드려 자는 것이다. 베개에 얼굴을 파묻고 엎드리면 엉덩이와 등뼈는 치솟고 허리는 쑥 들어가는 자세가 되는데 이렇게 되면 허리의 굴곡이 깊어져 척추에 피로가 쌓일 뿐 아니라 척추가 한 쪽으로 돌아가서 변형이 올 수 있다. 허리에 부담이 올 때는 대부분 신장이 허약해졌을 때이다. 허리가 아플 때는 동양의학에서 즐겨 쓰는 두충, 파고지, 속단 등이 효과가 있다. 특히 파고지는 뼈 속의 기름을 보하는 약이다. 뼈 속의 기름이 뭔가, 바로 그곳에서 피가 다 생기는 것이다. 파고지는 심혈관계통에 작용해서 관상동맥을 확장시키고 혈류량을 현저히 증가시킨다. 또한 과립상세포의 성장을 촉진하고 평활근을 흥분시키며 골수에서 조혈작용을 돕고 면역과 내분비기능을 증강시켜 항노쇠작용을 보인다. 그밖에도 피부색소의 증강작용을 통해 자외선 과민 물질을 흡수시키고 국부에 영양을 개선하는 등의 효과가 있다.(원색한국본초도감)

디스크는 수술 않고도 치료 가능한가

허리디스크는 척추 뼈 사이사이에서 쿠션역할을 하는 디스크가 파열되거나 척추뼈 바깥으로 밀려나와 신경을 건드림으로써 통증을 일으키는 증상이다. 목 부위에서 발생하면 목디스크, 또는 경추디스크라고도 한다. 추간판탈출증 등으로 불린다. 허리디스크의 자각증세는 서 있는 것보다 의자에 앉아 있을 때 통증이 더 심해진다는 것이다. 허리를 뒤로 젖힐 때보다 앞으로 굽힐 때 통증이 심해진다. 엉치 뼈부터 허벅지, 다리로 뻗치는 듯한 통증이 있고 저리기도 한다. 허리는 아프지 않은데 다리에 심한 통증이 있고 절룩거린다. 누워서 한쪽다리를 들어올렸을 때 45~60도 이상 올라가지 않는다. 푹신한 곳보다 딱딱한 곳에 누워야 편하다.

디스크는 통상적으로 허리가 아프면서 다리까지 당기고 저려서 밤잠을 이룰 수 없을 정도로 부담이 온다. 평소에는 허리가 아픈 정도였으나 무리하게 저리고 당기면서 잠을 이룰 수 없을 정도가 되는 것이 바로 디스크로 불리는 요추간판탈출증이다. 자동차에도 디스크 판이란 부속이 있다. 자동차 엔진에서 나오는 힘을 바퀴에 전달하는 것이 디스크다. 그만큼 인체에서 디스크가 차지하는 비중이 높다. 사람은 두 발로 서서 걸어 다니기 때문에 체중은 일차적으로 허리에 부담을 주게 된다. 실제로 평지를 걸을 때는 자기 체중의 4배, 계단을 오르내릴 때에는 7배 정도의 무게가 허리에 부담을 주게 된다. 여기에 바만이나 불량한 자세, 누적된 피로, 위장 장애, 자궁 질환, 스트레스와 과로, 운동 부족, 노화로 인한 디스크 퇴행, 심한 허리부상 등의 요인이 가해지면서 오랫동안 누적되면 발병하는 경우가 디스크다. 진화생물학자들은 디스크 발생 원인이 원래 네 발로 걸어 다니던 사람이 진화를 거쳐 두 발로 생활하면서 디스크에 걸리게 됐다고 말한다. 디스크는 느끼는 증상에 따른 여러 가지 검사 등 첨단기계를 이용하여 발병 여부를 확인할 수 있다. 디스크로 확인되면 먼저 수술을 해야 한다고 믿고 있는 환자들이 대부분이다. 그러나 무릎을 구부리지 못하고 다리를 올리지도 못하거나 발목에 힘을 전혀 줄 수 없는 상태처럼 수술을 꼭 받아야 하는 경우는 전체의 5% 정도밖에 되지 않는다. 수술을 하더라도 재발이 돼 지속적으로 통증에 시달리는 경우도 많으므로 우선 보전적인 치료를 받는 것이 가장 이상적이다.

  동양의학에서는 내부적인 원인에 따라 정확하게 한약으로 기혈을 보강하면서 삐뚤어진 골반을 바로잡고 좁아진 척추 간격을 벌려주는 운동요법 등으로 다스린다. 골반을 바로 잡고 침으로 통증을 없애는 치료방법도 있다. 디스크 외면인 섬유륜이 터지기 전까지의 상태는 치료가 가능하다. 평소 디스크를 예방하는 습관으로는 항상 바른 자세를 유지하고 허리근육을 강화시키는 운동요법을 병행해야 한다. 대부분 운동을 거의 하지 못해 디스크에 걸리는 경우가 많기 때문이다. 운동은 보통 3-6개월 정도 지속적으로 해야만 도움이 된다. 그러면 머리도 맑아지고 근육의 근력도 강화되면서 허리의 통증도 사라지게 된다.

관절 통증을 줄이는 10가지 생활수칙

1. 더위, 추위, 습기 등에 무척 민감하므로 날씨에 세심한 주의를 요한다.
2. 적당한 운동을 하고, 규칙적인 생활을 한다.
3. 딱딱한 침대보다는 방바닥이 낮으며 가볍고 따뜻한 이불을 덮고 편안하게 수면한다.
4. 성생활은 무리하지 않는 범위 내에서 한다.
5. 무릎 꿇고 정좌하는 자세보다 의자에 앉는 게 좋다.
6. 의복은 입고 벗기 편한 옷이 좋다. 신발은 굽이 낮고 바닥이 부드러운 것을 신어라.
7. 세면과 집안 일은 가능한 한 앉은 자세에서 편안하게 한다.
8. 비만은 관절에 부담을 주므로 과식을 하지 않는다.
9. 좌변식 화장실을 사용하며 욕실 바닥은 미끄러지지 않도록 카펫을 깐다.
10. 류마티즘 관절염엔 냉찜질을, 퇴행성 관절염엔 온찜질을 한다.

장시간의 스트레스가 견비통의 원인이 된다

견비통은 어깨나 어깨 관절, 목 관절 사이, 견갑골 안쪽 주위에 뻐근한 느낌이나 무거운 느낌, 딱딱한 느낌, 또는 뻣뻣하며 당기고 쑤시는 증상을 느끼며 더불어 항상 피로하고 불쾌한 증상을 호소하는 질환이다. 견비통은 초기에는 어깨 죽지가 묵직하고 뻣뻣하다가 시간이 경과되면서 통증이 동반되게 되는데 심하면 목을 앞뒤로 돌리거나 좌우로 돌릴 때 통증을 유발하고 잠잘 때는 통증으로 몇 번이고 잠이 깰 때가 있다.

견비통은 50대 성인들은 한번쯤 경험해 본 적이 있을 정도로 흔한 질환이고 만성화되면 마치 어깨가 얼어 붙는 것 같다고 호소한다. 《동의보감》에는 풍, 한, 습, 담의 사기가 어깨 관절 주위의 경락을 막아 어혈이 형성되고 오장육부의 기능이 떨어지거나 부조화로 몸에서 어혈이나 습, 담 등의 사기가 많이 생겨 발병한다고 했다. 특히 만성 견비통의 경우는 단순히 어깨만 잘못된 것이 아니라 인체 내 오장육부의 기능이 떨어져서 유발된 경우가 많기 때문에 반드시 근본적인 원인을 찾아서 치료해야만 완치가 된다.

대부분 체력이 저하되면 혈액순환이 원활하게 이루어지지 못하며 어혈이 발생하는데 이 어혈이 어깨 관절 주위에 모여서 관절을 굳게 하고 굳어지면 석회질이 남게 되어 통증을 유발하는 주원인이 된다.

특히 날씨가 추워지거나 밤이 돼 더욱 통증이 심해지는 경우, 피로할 때 더욱 견비통이 악화되는 경향이 있으며 어혈로 인한 것이 아닌지 의심해 볼 필요가 있다. 근래는 남녀노소 구분 없이 견비통이 증가하는 가장 큰 원인은 지속적인 스트레스와 과로로 인해 오장의 기능에 부조화가 생기기 때문이다. 특히 컴퓨터 작업이나 인터넷을 오래 사용하므로 수면 부족이나 과로한 상태에서 장시간 동일한 자세를 반복하든지, 부적절한 자세에서 오랜 시간 공부를 하거나 독서를 한 경우 어깨통이 점차로 만성화되면 야간에 찌르는 듯한 통증이 점차 심해지고 팔 동작에 장애가 나타나서 팔을 뒤로 돌려 올리는 동작부터 장애가 나타난다. 이때는 오십견을 의심해 봐야 한다. 또한 어깨 관절 주위의 부드러운 근육들이 뻣뻣해지면 주의의 신경과 혈관들을 압박해서 상지부종이나 팔 저림 등의 증상이 나타날 뿐만 아니라 눈의 피로, 불면, 구토, 오심, 두통, 졸음이 지속적으로 오는 등의 증상이 반복된다.

치료는 간단한 진통소염제 복용이나 물리치료만으로는 호전되지 않는 경우가 많으므로 반드시 근본적인 치료가 요구된다. 간단한 예를 들면 어혈이 원인인 경우는 어혈을 풀어주지 않으면 재발되는 경우가 많아 약물요법과 침구요법, 뜸요법이 병행되는 동양의학적인 치료가 근본적으로 도움이 된다.

배변 문제

 건강의 신호등, 대변 이야기

대변이라면 아무리 고상한 사람이라도 후련하게 해결이 안 되면 하루가 고통스럽다. 정상적인 대변의 색이란 어떤 것일까? 흔히들 황금색 변은 건강을 상징한다고 한다. 일반적인 변의 색이 황금색에 가까운 황토색을 띠는 이유는 소화액인 쓸개즙의 색 때문이다. 색이 다소 옅거나 짙더라도 대부분 음식의 종류나 배변 횟수 등에 따른 것이므로 걱정하지 않아도 된다. 건강에 이상이 있는 것으로 의심해 보아야 하는 경우는 콧물 같은 점액이 나오거나 변이 짙은 검은색일 때, 혹은 피부가 노래지면서 회색이나 백색의 변을 보는 경우 등이다. 배변 후 변기가 붉게 물든다면 대부분 치루와 치질,

치열이 원인이며 드물게는 대장암의 조기증상일 수도 있으므로 반드시 전문가의 도움을 청해야 한다.

매일 화장실에 가야 건강한 것인가? 배변은 그 횟수보다도 변의 상태나 배변 시 얼마나 힘이 드는가가 더 중요하다. 별 이상이 없다면 일주일에 3번 이상, 하루에 3번 이하까지는 정상으로 보아도 무방하다. 반대로 매일같이 화장실에 가더라도 대변이 너무 딱딱하거나 힘이 많이 들면 변비라고 할 수 있다. 이러한 경우 변비에 대한 예방은 부드러운 음식이 제격이다. 화장실 가는 일이 힘들다고 식사하는 걸 꺼리거나 부드러운 음식만을 고집하는 이들이 있다. 하지만 사실은 그 반대로 해야 한다. 가능하면 많은 양의 식사를 해야 배변에 도움이 되고, 부드러운 음식보다는 섬유질이 풍부한 건더기 많은 음식이 변비 해소와 대장의 연동운동에 도움이 된다. 설사에는 무조건 굶는 게 최고가 아니다. 그보다는 각각의 유형에 따라서 다 다르게 다스려야 한다. 과식 때문에, 혹은 특정 음식 때문에 설사를 하는 경우는 한두 끼 정도 굶어서 호전되기도 한다. 그러나 세균성 설사는 굶는다고 해결되는 것이 아니다. 어떤 경우라도 만 하루 이상의 금식은 치명적인 탈수현상을 일으킬 수 있으므로 피하는 것이 좋다. 적당히 먹어 가면서 치료를 병행하는 것이 근본적으로 도움이 된다.

조선 광해군 때 간행된 《수양총서류집(壽養叢書類輯)》에 실려 있는 자료를 인용하면 천지만물지도인(天地萬物之盜人)이라는 구절이 나온다. 번역하자면 '천지만물의 도적(盜賊)은 사람이다' 라는 뜻이다, 왜 사람이 천지만물의 도적일까? 천지만물이 만들어주는 산물로 입고 먹고 마시고 숨 쉬며 살아가는 존재가 바로 사람이기 때문이다. 천지만물의 산물 없이는 단 하루도 살아갈 수 없는 존재가 바로 사람이기 때문이다. 천지만물이 만들어주는 산물과 보여주는 이치를 취하고 따라 하기에 사람이 바로 천지만물의 도적이라는 것이다. 모든 욕심과 갈등을 마음에서 비우고 자연의 마음으로 돌아가는 것이 인체 내에도 서로 협조를 하게 된다.

만성설사

건강한 성인의 하루 배변횟수는 3회 이하, 일주일에 3회 이상으로 본다. 설사는 하루 200g 이상의 묽은 변을 볼 때를 말한다. 음식물의 소화와 흡수는 소장에서 일어나고 수분 흡수는 대장에서 이루어진다. 소장과 대장의 균형이 깨어지면 설사가 일어난다. 급성설사는 음식물로 일어나며, 토사광란 등 배탈 설사는 세균이 만들어 놓은 독소에 의해 일어난다. 궤양성 대장염, 결핵성 대장염, 흡수장애 대장염 등은 대변양이 많고 냄새가 지독하며 기름기가 떠 있는 설사와 가스, 통증이 동반하는 질병이다. 특히 젊은 뚱뚱한 여성들은 다이어트 목적으로 이뇨제와 설사제를 복용하여 비만을 해결하려고 하나 약을 끊으면 얼굴과 몸이 붓고 저항능력이 떨어져 고통받는 일이 많다.

  음식물이나 약제에 의한 경우이면 사용을 금해야 한다. 그런데도 설사를 하면 염증성 장 질환을 의심해 보아야 한다. 변에서 농혈이 보이면 염증성 장염이며, 기름덩이가 나오면 흡수 장애 장염으로 보아야 한다. 지속적인 설사로 항문 주위가 헐고 아프면 화장지보다는 부드러운 수건으로 물기를 제거해주는 것이 좋다. 만성설사로 오랫동안 고생한 분은 인체 내의 필요한 영양 이상을 초래하며 설사로 인한 합병증을 유발할 수 있다. 그러므로 만성장염도 체력을 잃지 않도록 하여 소화가 잘되고 장에 부담을 덜어주는 음식을 골라 먹어야 하며 냉한 음식과 자극적인 음식, 기름진 음식 등은 피해야 한다. 고열이 나고 점액이 섞인 변이 나올 때는 전문가의 도움을 청해야 한다. 일반적으로 탄닌 성분은 설사를 멎게 하므로 붉은 깻잎, 인삼, 매실, 도라지, 꿀, 오매 등을 달여 따뜻하게 복용하고 찰밥이나 찰죽으로 식사를 하면 도움이 된다.

  여름철에는 설사로 고생하는 경우가 많다. 더위를 많이 타면 인체 내의 정기(精氣)가 크게 손상될 수 있는데 이럴 때 식은 땀, 피로, 식욕부진, 설사 등의 증상으로 나타나기 쉽다. 일시적인 더위를 피해볼 생각으로 찬 음식을 지나치게 많이 먹으면 인체 외부는 뜨겁지만 내부는 차가워져 몸의 기운을 더욱 상하게 한다. 즉, 더위에 지치거나 덥다고 찬 음식을 과도하게 먹을 경우 소화 장애나 식욕

부진 등으로 이어질 수 있다. 또한 한여름에 사람들이 찬바람을 좋아하기 마련인데 찬 기운은 당장은 기분을 상쾌하게 하지만 지나치면 몸 내부의 따뜻한 양기를 손상해 면역력을 떨어뜨릴 수 있다. 더운 여름에도 감기로 고생하는 사람들의 원인이 여기에 있다. 이런 현상은 환절기에도 흔히 나타나는데 일교차가 클 때는 옷으로 몸을 따뜻하게 하지 않으면 감기나 호흡기 질환에 걸리기 쉽다. 사계절 건강을 유지하기 위해서는 동양의학적으로 볼 때 두량복온(頭凉腹溫) 이열치열(以熱治熱)이라는 말이 있다. 두량복온은 머리는 서늘하고 배는 따뜻한 것이 좋다는 뜻이다. 평소에 화를 많이 낸다든지, 스트레스를 받으면 머리의 기운이 더워지고 혼탁해져서 어지럼증, 두통 등이 생기기 쉽다. 또한 짧은 옷을 즐겨 입으며 배를 드러내며 찬 음식을 자주 먹으면 복부의 기운이 차가워져 복통, 설사 증상을 초래한다. 이열치열은 열로써 더위를 다스린다는 말이다. 평소 장이 약해 여름에 배탈이나 설사를 자주 하는 사람은 이 방법이 효과적이다. 성질이 따뜻한 닭고기, 개고기, 쇠고기가 좋으며 몸을 따듯하게 하는 계피차, 생강차, 인삼차, 홍삼차, 매실차 등이 도움이 된다. 반대로 몸이 더운 사람은 안 맞는 경우가 있으니 체질과 건강상태를 종합적으로 고려해야 한다.

여름을 잘 보내려면 기력을 되살리고 몸 내부의 기운이 원활하게 순환하도록 돕는 음식을 먹어야 한다. 기력을 회복하는 보양식의 대표 격이 삼계탕이다. 평범하게 아는 내용이지만 왜 대표적 보양식인지는 잘 모른다. 동양의학적으로 삼계탕은 양기(陽氣)가 풍부한 음식에 들어 있다. 삼계탕에 들어가는 인삼은 대보원기(大補元氣)하며 생진지갈(生津止渴)하는 작용이 크다. 기(氣)를 크게 보강하고 진액을 생산하며 갈증을 멈추게 하기 때문에 여름철 지친 몸에 좋은 작용을 한다는 의미다. 매실은 한약재명 일명 오매(烏梅)로 쓰며 삽장지사 생진지갈하는 작용이 있어 오래된 설사나 여름철 갈증에 많은 도움이 된다. 가볍게 차로 마실 때는 따뜻하게 먹는 게 효과를 극대화 할 수 있다.

변비의 유형을 따져라

변비는 남성보다 여성들이 많다. 질환이나 몸 상태는 서로 다르지만 공통적으로 변비로 고생하고 있다. 평소 2-3일 정도 대변을 보지 못하면 변비라고 생각하는 분들이 많다. 그러나 2-3일에 한 번이라도 규칙적으로 부드럽게 대변을 보고, 만족감을 느낀다면 변비가 아니다. 하지만 매일 대변을 본다 하더라도 개운하지 않고 잔변감을 느낀다면 이는 변비라고 생각할 수 있다. 주로 변비의 원인은 스트레스와 편식 등 남녀의 신체적 특성, 내부 장기의 구조적 상태, 정신적 특성 때문에 남성에 비해 여성이 변비로 고생하는 경우가 많다. 동양의학적으로 보면 여성은 남성에 비해 정적이다. 아울러 생리나 출산을 하기 때문에 혈이 허해지기 쉽다. 즉, 남성에 비해 몸 내부의 기운이 조영하고 혈 또한 부족해지기 쉽기 때문에 변비가 오기 쉽다는 것이다. 《동의보감》〈내경편〉에는 변비를 대변비결(大便秘結)로 표현하며 다양한 원인과 양상을 설명하고 있다. 만일 너무 굶거나 너무 한꺼번에 많이 먹거나 힘겨운 일을 했거나 맵고 뜨거운 음식을 먹으면 화사(火邪)가 대장의 진음을 줄어들게 하고 대장 내 진액이 적어지게 되어 대변이 마르고 굳어진다고 하였다.

 뜨겁고 나쁜 기운이 인체 내의 진액을 마르게 해서 결국 대변이 정상적으로 배변되기 힘든 양상으로 굳거나 마르면 변비가 되는 것으로 이해할 수 있다. 또한 《동의보감》에서는 부인비결(婦人秘結)이라는 표현도 나온다. 이는 여성들의 변비를 뜻하는 것으로 《동의보감》을 쓸 당시에도 여성들의 변비가 드물지 않았음을 짐작할 수 있다. 동양의학적인 치료는 허증과 실증을 구분해서 이뤄진다. 실증이면 맺힌 것을 풀어주고 굳은 것을 부드럽게 해주는 윤장작용의 한약재를 사용한다. 허증이면 음혈을 자양하고 마른 것을 부드럽고 윤택하게 하는 한약재를 쓴다. 통상적으로 변비가 있다고 하여 내부 장기의 상태를 살피지 않고 무조건 끌어내리는 약을 쓰면 일시적인 효과는 볼 수 있지만 장기적으로는 역효과를 볼 수도 있다. 변비는 평소 일상생활 관리가 매우 중요하다. 규칙적인 장의 운동과 물을 자주 마시며 야채와 과일 등을 적절히 섭취하는 것이 건강한 대장을 위한 습식관이다. 단순하게 굶기, 폭식 등을 반복하거나 육류 위주의 식사는 변비를 더욱 부추길 수 있으므로 참고해야 한다.

　변비를 치료할 수 있는 식이요법은 다양하다. 우선 유아들은 누런 설탕이나 엿기름을 먹여 볼 수 있다. 소아들은 곡물, 과일, 야채, 등의 섭취를 늘리고 밥과 반찬, 특히 김치를 많이 먹이는 것이 좋다. 식사를 잘 하지 않는 아이들은 콩 등의 곡물을 갈아서 식사 때마다 소량씩 물에 타서 먹인다. 동양의학에서는 전반적으로 기운이 부족하거나 변의 형태가 심하게 딱딱하지 않고 변비의 통증을 잘 느끼지 못하고 통증이 심하지 않는 허증 변비와, 대변을 보려고 하는 욕구는 강하나 변이 나오지 않고 통증이 심한 실증 변비로 나누어 치료에 적용하는 것이 일반적인 방법이다.

과민성 대장증후군

　사람이 살면서 잘 먹고 잘 싸면 건강하다고 했다. 과민성 대장증후군은 전체 인구의 약 7-15%가 앓고 있을 정도로 흔한 하부 위장관 기능성 장애의 대표적인 질환이다. 장운동 이상과 장내 지각의 증가로 반복되는 배변 간격 변화, 배변 긴급, 불충분한 배변, 복부 팽만감, 잦은 방귀 등이 발생한다. 장내 지각 증가는 장의 민감도가 지나쳐 정상인과 같은 양의 장내 가스를 갖고도 심한 팽만감을 호소한다. 일부에서는 심리적 장애가 나타나고 우울증, 히스테리, 강박 성격 등의 사람에게 많으며 스트레스가 증상의 악화를 초래한다. 동양의학에서는 오장은 각기 신(神)을 가지고 있으며 신은 칠정(七精)을 거느리므로 신이 상하면 병이 된다고 본다. 즉 칠정이 지나쳐도 오장이 상한다는 것이다. 과민성 대장증후군 증상이 있는 사람들이 신경을 많이 쓴 뒤 증상이 더욱 심해지는 것은 칠정이 지나쳐 오장에 악영향을 미치기 때문이다. 또한 대장은 진액을 주관한다고 간주한다. 진액은 혈액을 포함한 몸속의 모든 영양분을 가진 액체를 말한다. 대장의 역할이 잘 수행되면 진액이 풍부해지고 안색도 좋아진다. 그렇지 않으면 진액의 운행이 안 돼 생긴 찌꺼기인 담음(痰飮)이 몸속에 쌓인다. 이러한 맑지 않은 찌꺼기가 대장의 기능을 더욱 방해하고 과민성 대장증후군의 원인이 된다고 볼 수 있다. 또한 배변 긴급, 불충분한 대변과 같은 증상은 이질 증상과 유사하므로 이질의 핵심적인 증상이다. 이질은 설사가 오래 되고 장위에 습열(濕熱)이 끼어 생긴다. 즉 습열은 후덥지근한 기운으로 거름이 부패하면 열이 나듯이 장에서 생긴 찌꺼기의 독기라 할 수 있다. 장이 좋지 않은 사람이 찬물을 많이 마시거나, 술을 먹거나, 자극적인 음식을 좋아해 설사가 오래 되면 배변 긴급, 보고 나도 시원하지 않은 증상들이 나타난다. 과민성 대장증후군은 기질적인 병변이 없이 생기는 기능상의 문제이므로 장위의 기능을 근본적으로 도와야 한다. 칠정으로 인해 내장에 손상이 오는 것으로 대표적인 증상은 학생들이 시험 때만 되면 배가 아프고 설사를 하는 경우이다. 이럴 때는 마음을 안정시키고 장위의 기운을 올려주는 온리약(溫理藥)들로 보강시키면 도움이 된다. 과민성 대장증후군이 있는 사람은 우선 생활 속에서 자극적인 음식이나 음주가무를 멀리 하고 규칙적인 유산소운동으로 장의 연동운동에 신경을 써야 한다. 또한 스트레스는 만병의 근원이듯 스트레스를 해소하는 것에 첫 번째 목표를 두고 신경을 써야 한다.

일상생활에서 생기는 병

 질병은 몸의 색으로 말한다

인체 내의 오장과 오색은 불과분의 관계다. 오색이란 청색, 적색, 황색, 백색, 흑색을 말한다. 청색은 간으로 들어가고, 적색은 심장으로 들어가며, 황색은 비장으로 들어가고, 백색은 폐로 들어가며, 흑색은 신장으로 들어간다.(동의보감 잡병편 심병문) 간이 병 들면 얼굴빛이 퍼렇게 되고 화를 잘 낸다. 심장이 병 들면 얼굴빛이 벌겋게 되고 잘 웃는다. 비장이 병 들면 얼굴빛이 누렇게 되고 트림을 잘 한다. 폐가 병 들면 얼굴빛이 허옇게 되고 재채기를 잘 한다. 신장이 병 들면 얼굴빛이 검게 되고 두려움을 느끼고 하품을 잘 한다.(동의보감 외형편 면문) 장기의 기능 상태와 변화는 오관 즉, 얼굴의 색과 관련이 깊다. 외부로 나타나는 형태나 색깔을 평상시에 잘 관찰하면 자신의 건강과 질병의 관계를 사전에 파악할 수 있다. 동양의학에서는 눈으로 관찰하는 망진(望), 귀로 듣는 문진(聞診), 물어보는 문진(問診), 손으로 만져보는 절진(切診), 혀를 보고 찾는 설진(舌診), 약물을 응용하는 약진(藥診), 변으로 응용하는 분진(糞診) 등을 임상에서 많이 응용한다. 그 중에서도 망진이 가장 중요한데, 평소 자신의 건강 상태를 쉽게 관찰할 수 있는 관찰법이다.

얼굴이 어둡고 눈 밑이 검으면서 가슴이 답답하고 어지러운 증상이 나타나면 담음(痰飮)으로 볼 수 있다. 담음은 인체의 비정상적인 체액으로 소화기능이 나쁘거나 열이 많아서 체액이 줄어들고 배설이 원활하지 못하여 체액이 탁해져서 생긴다. 또한 담음은 경락과 심혈관 순환에 방해가 되어 안색이 나빠지게 된다.

소화기능이 나쁘고 허약하면 얼굴색이 누런색을 나타내며, 몸에 열이 많으면 얼굴이 붉다. 몸이 냉한 사람은 대체로 흰색을 띤다. 몸에 열이 많고 적음은 손바닥에 나타난다. 손바닥이 붉고 따뜻하거나, 물을 많이 마시면서 찬물을 좋아한다면 열이 많은 것으로 보아야 한다. 손바닥이 차고 엄지손가락 쪽의 두툼한 부위가 푸르스름하면 배가 찬 것이다. 입술이 도톰하고 붉으면 혈이 왕성하다. 입술 색이 연하면 기혈이 부족하고 입술에 푸른빛이 돌면 찬 것이다. 또 검은 은빛이 돌면 심폐기능에 이상이 있다는 징조다. 평소에 담배를 많이 피우는 사람은 입술이 점점 검어지고 폐 경락이 끝나는 엄지손가락의 손톱뿌리 쪽부터 어두워진다. 오랫동안 피운 사람은 손과 발가락 끝마디가 모두 어두워진다.

또한 혀는 제2의 심장이라 하여 심장 상태를 가장 잘 반영한다. 평소 수면이 부족하고 과도한 업무로 장시간 운전, 장시간의 컴퓨터 작업 등으로 심장이 피로하면 혀 끝부분에 혓바늘이 돋고 심하면 염증이 생긴다. 혓바늘이 돋으면 자극이 심한 음식을 먹기가 불편해지고 사람이 나른해진다. 이럴 때는 최대한 휴식을 취하며 잠자리에 일찍 드는 것이 좋다. 혀의 가장자리는 간, 당낭에 해당하는 부위로 어두운 색이 나타나면 스트레스나 술, 약물 등으로 간기능에 이상이 생겼다는 징후다. 술을 즐겨 먹는 사람은 혀 전체가 푸르스름한 빛이 돈다.

설진의 원리에서 보면 과음 과식 등으로 소화기계통에 부담이 되면 비위(脾胃)의 활동에 영향을 주어 뱃속이 더부룩하고 거북한 증상이 발생한다. 그렇게 되면 비위와 혀를 연결하는 경맥을 통하여 혀의 중앙부에 있는 설태(舌苔)의 두께가 변화한다. 또 정신적인 심한 스트레스가 심장 및 간의 기능에 영향을 주게 되면, 배속된 장부(臟腑)와 연관된 부위인 설첨(舌尖, 혀끝)이 빨갛게 되거나 혀 전체의 근육 색이 선명한 적색으로 변화한다. 이와 같이 신체상황은 혀에 그 증상이 확실하게 나타난다. 이렇게 확실하게 변화하는 설상(舌象)은 신체의 증상을 아는 데 있어서 매우 중요하다고 할 수 있다. 또 혀 변화의 특징으로서는 본인이 증상을 자각하기 이전에 설상에 변화가 나타난다는 것을 알 수 있다. 이것은 동양의학이 무엇보다도 중요시하는 치료방법인 미병치(未病治)로 이어지고 예방의학(豫防醫學)으로 이어지는 것이다.

두통의 원인과 결과

사람의 몸은 위로는 뇌(腦)가 있고 중간에는 심장(心臟)이 있으며, 아래에는 신장(腎臟)이 있다. 머리는 정신(精神)을 저장하고 있어 어느 장기보다 중요한 역할을 한다.

인류의 역사와 함께 시작된 두통은 일반적으로 평생을 살면서 한 두 번쯤은 경험하게 된다. 통계에 따라 조금의 차이는 있지만 성인 70% 이상이 약물치료를 필요로 하는 정도의 두통을 경험하며 15% 정도가 편두통으로 고생한다. 두통은 원래 병명이 아니라 증상이지만 워낙 두통으로 고생하는 사람들이 많아서 그런지 두통을 하나의 병명으로 분류하고 있다. 우선 대부분의 두통환자들은 심한 통증을 호소하는 데에 비해 검사상 이상이 발견되지 않는 경우가 많다. 특히 참을 수 없을 정도의 두통을 호소하는 사람들도 CT나 MRI 등 여러 가지 검사를 해보지만 이상 유무를 알 수 없다. 약 95%가 검사에서 머리에 이상이 발견되지 않는다. 또한 근본적인 치료보다는 장기간 진통제나 소염제 등을 복용하고, 그때그때를 일시적으로 넘긴다.

장기적으로 진통제나 소염제를 복용하다 보면 신경 장애, 위장 장애 등의 부작용이 생기고 약에 대한 내성이 생겨 처음에는 한 알이 시간이 지나면서 네다섯 알로 늘어나는 경우가 대부분이다. 일반인들은 검사에는 이상이 없다고 하니까, 가족이나 친구들도 '검사상 이상이 없는데 왜 아프다고 하지' 하면서 짜증을 내기 시작한다. 심지어는 꾀병으로 몰리기도 한다.

두통은 시간이 지나면서 본인도 대수롭지 않게 여기는 경우가 많다. 통상적으로 여성 두통 질환이 남성 두통 질환보다 현저히 많다. 남성 두통의 원인은 대부분 과로와 과음, 불규칙적인 성생활 등으로 인한 체력 저하가 주원인이다. 여성들은 스트레스, 소화기 장애, 뇌혈류 공급 장애, 자궁과 관련된 문제가 원인이 되는 경우가 많다. 여성이 두통이 많은 이유는 남녀의 차이 및 환경적인 차이가 큰 원인으로 본다. 두통도 통증의 일부분이며 통증이 심한 경우 그 자체로 문제가 된다. 그러나 원인을 제대로 파악하지 못하고 방치하면 득보다 실이 많음을 알아야 한다. 감정상의 불균형, 스트레스, 정신적인 고민 등이 육체에 영향을 주어서 신체의 정상적인 균형이 깨어졌을 때 나타나는 대표적인 증상이 두통이다. 동양의학 전문가들은 인간의 정신과 몸은 이러한 육체적 정신적 불균형을 바로잡으려는 노력을 한다고 했다. 또한 정신적 육체적 불균형을 일으키는 원인이 소실되면 통증도 곧 소실되어야 하는 것이 보편적인 두통이다.

동양의학에서는 생활의 법도를 어길 때 병이 온다고 했다. 여기서 생활의 법도란 평소 생활에서 본인이 지켜야 하는 바른 몸가짐과 마음가짐을 의미한다. 법도란 마음의 평정에서 나온다. 즉, 상대방과 자신에 대한 배려심에서 나온다. 고로 생활의 법도를 지키면 병이 생기지 않는다는 것이다. 《동의보감》에서는 두위천곡이장신(頭爲天谷以藏神)이라 했다. '머리는 하늘의 계곡인 신(神)을 가지고 있으며 이것이 조화를 만들어낸다'는 의미이다. 조화란 몸과 마음을 머리에서 조절하고 지배한다는 뜻이다.

  또한 양생법 일부를 보면 화를 내지 마라, 욕심을 버리면 정신이 맑아진다, 지나치게 기뻐하면 감정을 상하고 성내는 일이 많으면 의지를 상한다, 슬퍼하고 걱정하는 일이 많으면 정신을 상한다 등의 내용이 있다. 결과적으로 두통의 원인치료는 마음의 안정과 평화로 생활의 법도를 지키는 것이 가장 좋은 방법이며 병이 오지 않게 하는 방법이다.

  조선 왕들 중에 영조 왕이 최장수를 하였다. 왕인 영조는 약골로 태어나 평생 한약을 달고 살았다. 소화력이 특히 약해 찬 곳에 앉으면 바로 설사를 했다. 하지만 자신의 몸 상태를 미리 알고 질병에 선제적으로 대응하는 부단한 노력으로 스스로 건강을 지켰다 한다. 체질적으로 냉한 몸을 보완하기 위해 따뜻한 음식인 닭, 전복, 새끼꿩, 사슴 꼬리 등을 골라 먹었으며 따뜻한 성분의 약차와 몸을 따뜻하게 하는 한약의 대표격인 이중탕(理中湯) 등을 평생 복용했다. 영조 왕은 자신의 뱃속 냉기를 멈추게 한 이중탕을 나라를 세운 공로가 있는 한약이라며 건공탕(建功湯)이라고 명명했을 정도였다.

두통에도 100세 무병장수를 논한다면 고량진미와 스트레스, 지나친 여성탐닉이 원인이 될 수 있으므로 사전에 자제를 하며, 영조의 건강관리법인 동양의학적인 양생법을 우리가 익힌다면 누구나 두통에서 해방되며 오랫동안 장수를 누릴 수 있을 것이다.

뒷목이 뻣뻣해지는 통증

잘못된 습관이 가져오는 증상 중에 뒷목이 뻣뻣해지는 느낌은 살아가면서 누구나 한두 번쯤은 겪어 보는 증상일 것이다. 이런 증상은 통상적으로 과로 또는 스트레스 때문일 거라고 생각하고 며칠 조심하면 호전되어 치료를 하지 않아도 되는 경우가 있다. 그러나 증상이 지속되거나 피로감이 동반되면 서서히 걱정하기 시작하고 내 몸에 이상이 있는지, 혹시 중풍의 전조증상은 아닌가 의심해 봐야 한다. 뒷목 뻣뻣함의 원인은 크게 중추신경계의 문제와 목의 근육 및 인대의 문제로 나눌 수 있다. 먼저 중추신경계의 문제를 보면 뇌경색, 뇌출혈, 지주막하출혈이나 뇌수막염과 같은 중추신경계와 관련한 위험한 질환이 있을 수 있다. 이런 질환은 갑작스럽게 머리가 깨질 것 같은 정도의 심한 두통이나 의식의 혼미함이 나타날 수 있다. 따라서 다음과 같은 두통이 동반되는 경우는 전문가의 도움을 받아야 한다.

첫째, 급작스럽고 심한 두통, 전에 느껴본 적이 없는 심한 두통, 둘째, 시력 또는 발음의 장애, 반신의 저림 증상, 셋째, 근력의 약화, 무감각, 균형감 상실 등의 두통, 넷째, 타박상으로 인한 두통이 1주일 이상 지속 될 때는 어혈(瘀血)을 의심해야 한다. 보통 흔하게 접하는 뒷목 뻣뻣함의 원인은 앞에서와 같은 심각한 머리의 문제보다는 목뼈와 연관된 신경, 근육, 인대 등의 무리한 긴장이 주요 원인이다. 뒷목 뻣뻣함은 피로감, 어깨 눌림, 두통, 어지러움, 안구통, 팔 다리 저림 등과 같은 다양한 증상들과 동반되어 나타날 수 있다. 목 근육과 인대의 과도한 긴장이 유발되는 흔한 원인 중에는 목뼈의 갑작스런 스트레칭, 과도한 운동, 잘못된 자세에서 반복적으로 하는 일, 정서적 스트레스 등이 있다. 그중에서도 잘못된 자세로 인한 것은 예방이 가능하다. 앉은 자세에서 목이 앞으로 빠져나올 경우 척추 뼈가 머리 무게를 지탱하지 못하고, 주변 조직들의 수축으로 머리 위치를 유지하기 힘들어진다. 그러다가 뒤에서 누가 부른다거나, 전화를 받기 위해 갑자기 머리를 회전할 때 손상이 올 수 있다. 그러므로 허리를 세워 웅크린 자세를 피하고 턱을 몸 쪽으로 당긴 자세를 습관화하며, 뒷목 뻣뻣함이 심할 때는 따뜻하게 샤워를 하거나 머리와 목에 열 팩이나 냉 팩으로 찜질하면 회복에 도움이 된다. 또한 잠잘 때는 베개를 최대한 낮게 하는 것이 굴신각도를 줄이므로 목이 부드러워진다. 그러나 무엇보다 충분한 수면과 휴식을 통해 스트레스를 가라앉히고 규칙적인 운동을 통해 체내의 신진대사를 원활하게 하는 것이 더욱 중요하다.

건강하게 출발하게 만드는 힘은 동기이고, 계속 나아가게 만드는 힘은 습관이다.

귀에서 자꾸 바람소리가 나는 원인

인체는 기(氣)가 잘 통하지 않으면 통규(通竅)가 안 되서 안 들리는 사람도 있다. 신장(腎臟)이 허하면 수기(水氣)가 말라 귀로 가는 통로가 말라 버린다. 마르면 모든 구멍의 진액이 있어야 하는데 마르면 귀가 안 들리거나 매미소리나, 멀리서 들려오는 기차소리가 나게 된 경우다. 우리 주위에는 외부로부터 실제로 소리가 들리지 않는데 소리가 들리는 것처럼 느끼는 사람들이 있다. 매미소리, 멀리서 오는 기차소리, 종소리 등 다양하게 들린다고 할 수 있는데 이러한 소리가 자꾸 길어지면 집중력이 떨어지면서 생활에 의욕을 상실하게 된다. 이러한 귀울림은 일시적인 경우도 있지만, 대부분 불규칙적으로 계속되면서 생활에 불편을 초래한다. 이러한 경우를 동양의학에서는 이명증(耳鳴症)의 원인으로 보며 여러 가지 원인으로 나타나게 된다. 대표적인 몇 가지만 추려보면 첫째, 신허이명(腎虛耳鳴)

의 경우 몸이 수척하고 얼굴에 검은 빛이 돌며, 입이 마르고 소변이 잦아지는 특징이 있다. 또한 오후에 허열이 생기며 유정(遺精, 자신도 모르게 정기가 빠져나가는 경우)도 일어난다. 둘째, 기허이명(氣虛耳鳴)은 중병을 앓았거나 만성적인 피로, 과로, 곤비가 누적돼 원기가 쇠약해져도 이명이 온다. 팔 다리가 무력하고 얼굴색은 누렇게 변한다. 쉽게 피로하고 식욕이 없는 게 특징이다. 셋째, 혈허이명(血虛耳鳴)은 수술이나 출산으로 피를 많이 흘려서 귀 쪽으로 혈액이 원활하게 공급되지 않아 생긴다. 혈색이 없거나 심장이 뛰고 어지럼증을 느끼는 등 뇌 빈혈증상이 나타나기도 한다. 넷째, 간화이명(肝火耳鳴)은 평소에 화를 잘 내거나 스트레스를 잘 받는 사람에게 오며 정신적인 충격을 받았을 경우에도 올 수 있다. 화를 내게 되면 간기가 울체되어 귀 쪽으로 화가 상충하여 발생하며, 화를 잘 내고 얼굴이 붉어지며, 수면 장애를 동반하기도 한다.

이명증의 근본적인 대책은 기허를 보강하는 것이다. 이명증은 다른 질병보다 많은 불편함을 안겨주므로 초기에 대책을 세우는 게 바람직하다. 들리지도 않은 소리에 환청 같은 생각이 들어 정신적인 불안을 만들어내기 때문이다. 이러한 경우 귀의 이상으로 생각을 하는데 실제로 근본적인 원인은 몸 전체적인 이상 때문인 경우가 많으니 한번쯤은 자신의 몸을 살펴보는 것도 중요하다.

인체는 머리부터 발끝까지 연동식으로 움직인다. 아무런 이유 없이 피로해지는 증상이 생길 수도 있으며, 꼭 무거운 것을 취급하여 하루 종일 바쁘게 움직여야만 피로가 생기는 것은 아니다. 게으른 사람에게서 특히 피로한 증세가 많이 따른다. 대개 한가하고 편안한 사람은 대부분 운동을 하지 않으며 배불리 먹고 앉아만 있거나 잠을 자기 때문에 12경락이 잘 통하지 않고 혈맥이 막혀서 피로가 빨리 오게 된다. 그래서 귀한 사람의 얼굴은 즐거운 듯하나 마음은 괴롭고, 천한 사람의 얼굴은 힘들어 보이나 마음은 편안하다. 귀한 사람은 기름지고 칼로리 높은 산해진미 음식만 먹고 잠만 잘 것이 아니라 항상 적당한 정도의 일을 하거나 운동으로 기를 돌려야 한다.

기혈이 잘 돌면 혈맥이 조화로워진다. 비유하자면 흐르는 물은 썩지 않으며 문지도리는 좀먹지 않는 것과 같다. 움직이지 않고 가만히 있으면 기혈의 흐름이 막힌다. 막힘의 정도가 가벼우면 운동을 하면 좋아지지만, 심한 경우라면 한약으로 기혈을 보충해야 한다.(동의보감 내경편 기문)

탈모를 사전에 다스려라

사람의 모발은 초목처럼 성장과 퇴행, 휴지기를 반복한다. 땅이 기름져야 초목이 잘 자라듯이 모발은 피지선에서 분비된 피지에 의해 수분이 증발되는 것을 막아주고 광택과 부드러움을 유지할 수 있어야 한다. 세상에는 오직 두 종류의 사람이 존재할 뿐이다. 머리털이 많은 사람과 머리털이 적은 사람. 최근에는 탈모가 유행처럼 번져가고 있다.

　인체의 가장 기본적인 요소는 두 가지다. 기(氣)와 혈(血)이다. 지상에서 혈은 물이고, 기는 물이 태양을 받아 증발하면서 상승하는 모양이다. 기의 끝자락은 양이 붙어 불꽃 같은 양기(陽氣)가 되고 혈의 끝자락은 응축된 얼음 같은 모습으로 음정(陰精)이라 한다. 머리 중앙의 반대는 배꼽이다. 어머니는 배꼽을 통해 태아의 원형을 기르기 때문에 음정의 바탕이다. 태어나서는 비록 닫혀 있어도 배꼽은 인체의 음정이 모이는 축인 것이다. 배꼽과 가마를 이어보면 비스듬히 기울어져 있다. 양기의 정점인 백회나 음기의 근본인 신장의 축과 다른 모습이다. 여기에는 인체의 기본원리가 숨겨져 있다. 우주와 닮은 만큼 현실적으로 기울어진 지구의 축과 우주의 축을 닮았다고 보는 깊은 사유가 숨겨져 있는 것이다. 머리털은 인체의 혈을 밀고 올라오는 기의 모습이다. 양기의 정점인 만큼 열이 많은 것은 당연하다. 머리털은 발(髮)이라고 한다. 발이란 말은 본래 뺄발(拔)자의 뜻을 본받은 것이다. 곧 길게 쭉 뻗어졌다는 것이다. 길게 위로 쭉 뻗은 것은 불꽃의 모양이다. 스트레스로 교감신경이 흥분하면 혈관이 수축되면서 혈행이 나빠져 열이 올라온다. 머리털은 모내기할 때 모판의 모와 같다. 마르고 열이 오르면 말라 죽어버리는 이치다. 이런 경우 동양의학에서는 한약재 측백과 향부자를 많이 쓴다. 측백나무만은 서쪽을 향한다. 서쪽은 해가 지는 방향이며 기가 꺾여서 내려가는 곳이다. 그래서 상승하는 양기를 하강하도록 꺾어서 내리는 작용을 한다. 측백엽은 주로 지혈제로 많이 쓴다. 코피와 토혈은 혈액이 역행하여 상승하면서 생기는 질병이고 보면 치료증상은 이런 약물의 작용을 잘 설명하고 있다. 향부자는 기가 몰린 상태를 잘 흩어준다. 향부자는 지상부에서는 무성하게 펼쳐지면서 아래에도 실 같은 뿌리가 많이 나온다. 사물은 뿔이 있으면 이빨이 약하고 이빨이 강하면 뿔은 없다. 그런데 아래위가 모두 무성한 것은 잘 없다. 그러나 향부자는 아래위가 모두 무성하여 내부에 몰린 기를 외부로 채워준다. 스트레스를 받으면 내부에 기가 몰려 답답해지고 말초는 혈행 순환이 늦어져 차가워진다. 가슴이 답답하고 내부에 몰린 기를 외부로 퍼뜨려서 피부와 모발로 채워주면 초췌해진 수염과 눈썹 모발이 잘 자랄 수밖에 없는 원리다. 그러나 가장 대표적인 원인은 음정의 부족이다. 기름진 물질을 바로 음정이라 하며 배꼽 아래 신장에 감추어진 물질이 오르고 내리면서 채워준다. 《동의보감》에서는 정기가 위로 올라가면 털이 윤기가 나면서 새까맣게 된다고 했다. 48세가 지나서는 정기가 위로 올라가지 못한다. 수염과 머리털도 말라 바스라지면서 회백색을 띠게 된다. 양생을 잘하는 사람은 미리 정혈을 보하는 한약재를 써서 이런 것을 막는다. 정혈을 보하면 희어졌던 머리털도 검게 된다. 《본초구진론》이라는 책에도 분명하게 신음(음정을 보하면 머리칼을 검게 한다)이라고 기록되어 있다.

탈모를 예방하는 대표적인 한약재로는 하수오(何首烏)가 있다. 아울러 검은 콩과 검은 깨, 다시마 같은 해조류도 머리칼이 나는데 도움이 된다. 특히 검은 콩은 검은 깨와 더불어 뜨거운 안토시아닌이 있어 지방을 잘 분해해주며 간 속에 들어 있는 지방을 분해하여 지방간이나 간경화를 예방하는 효과가 크다. 특히 간과 신장을 보하여 머리털을 만드는 원료인 음정을 보충해주고 머리에 생기는 풍기를 없애주므로 그야말로 제격이다. 들깨도 머리칼에 도움을 준다. 일본에서는 들깨에 꿀을 타서 먹는 방법이 오래전부터 유행했다. 들깨의 기름은 불포화지방산이다. 포화지방산이 혈관 벽에 달라붙어 동맥경화를 유발하는 반면 들깨의 지방산은 그 매끈한 성질로 혈관 속의 노폐물을 청소해주면서 배출한다. 올리브유에 튀기면 건강과 비만의 적이 되지만 생기름은 오히려 건강식이 되는 이유와 비슷하다. 들깨를 장복하고 흰 머리가 검은 머리가 되었다는 이야기가 이같은 논리 때문이다. 그러나 불포화지방산은 열이나 압력 때문에 쉽게 변성된다. 그래서 좋은 지방산을 섭취하려면 들깨를 갈아 생것으로 복용해야 좋다. 미국 유타대학의 원트로프 교수는 검정깨가 방사능을 막아주고 메타오닌 성분은 지방간을 예방한다고 발표한 적이 있다.

검정콩과 검은 깨를 복용하는 방법은 하룻밤 동안 물에 담궜다가 찌고 다시 말려서 가루를 내어 먹는 방법이 좋다. 머리털이 나는데 빠질 수 없는 식품은 해조류다. 갑상선은 모낭활동을 촉진하여 휴지기에서 성장기로 전환을 유도하면서 머리털 성장을 촉진시키는 효과가 크다. 그런데 갑상선 호르몬을 만드는 데 필요한 요오드는 해조류에 제일 많이 함유되어 있다. 탈모에 금해야 할 음식에는 음식에 포함된 기름기이다. 튀김류나 삼겹살 같은 기름기 많은 고기류를 많이 섭취하는 것은 가려움이 심해지고 비듬이 생기면서 머리카락이 다발로 빠지게 된다. 청나라 말기에 절대 권력을 행사한 서태후가 가장 근심한 것은 바로 머리카락이었다. 그녀가 먹는 음식이 고지방음식이었기에 머리카락이 자꾸만 빠져서 좋은 비방과 명의를 구하였다. 그녀가 머리를 감을 때 사용한 한약재들은 박하, 국화, 측백엽, 형개, 백지, 조협, 곽향, 용뇌, 만형자, 세신, 천궁, 활련초 등이었다.

여름철의 땀 예방법

땀은 체온을 유지하며 피부의 건조를 막고 인체의 불필요한 노폐물을 제거하는 중요한 에너지다. 일반적으로 사람은 평소 0.6리터의 땀을 흘리지만 한참 더울 때는 2리터, 격심한 운동을 할 때는 10리터까지 양이 늘어난다. 날씨가 덥거나 운동할 때 땀이 나는 것은 당연하다. 그렇지만 땀의 분비가 정상적인 체온 조절의 기능을 넘어서 병적으로 많다면 다한증이라 볼 수 있다. 땀을 많이 흘리는 것도 병이냐고 할 수 있겠지만, 다한증 환자들의 불편과 고충은 생각보다 심각하다. 다한증은 일차성 다한증과 이차성 다한증으로 나눌 수 있다.

이차성 다한증은 갑상선 기능 항진증, 결핵, 당뇨병, 뇌하수체 기능 항진증, 울혈성 심장 질환, 사고에 의한 신경계의 손상 등 선행 원인이 있는 경우이므로 원인이 되는 질환을 치료함으로써 땀의 양을 줄일 수 있다. 그러나 대부분 일차성 다한증이다. 뚜렷한 원인 없이 땀을 조절하는 자율신경계의 과민반응(교감신경 항진)으로 인해 땀이 과도하게 나고, 이는 정신적 스트레스나 흥분 등의 심리적 상태에 영향을 받는다.

동양의학에서는 빠져나가는 땀이 지닌 의미를 단순히 교감신경의 이상으로만 보지 않고 인체 장기의 병적인 상황을 표현하는 중요한 현상으로 인식하고 있다. 《동의보감》은 땀을 주로 많이 흘리는 시간에 따라 활동 중에 흘리는 자한과 야간 또는 수면 중에 흘리는 도한, 땀이 많이 나는 신체 부위에 따라 음한, 두한, 수족한, 심한 등으로 분류해 그 원인과 치료 방법을 설명하고 있다. 덥지도 않은데 땀이 머리와 얼굴 온몸에 과도하게 흐른다면 자한, 즉, 낮 동안 체내 양기가 허약해졌기 때문이다. 또한 자는 동안 땀을 흘리는 것은 도한, 즉, 신장 기운이 떨어진 사람에게 잘 나타난다. 자위행위, 신경쇠약 등으로 인한 생식기능 저하 등이 주요 원인으로 본다. 땀이 유독 머리와 얼굴에서 많이 나는 경우를 두한, 이러한 경우는 비위에 쌓인 습열이 위로 치솟기 때문으로 스트레스나 술, 고열량 음식 등이 원인이다. 또한 손과 발바닥에 유독 땀이 많이 나는 수족한은 대인관계에 지장을 겪는 사람이어서 비위의 기운이 허약해져 습열이 많아진 탓이다. 흔히 사계절 내내 나타나는 증상으로 주로 중고등학생 및 30-40대의 비교적 젊은 연령층이 많다. 스트레스, 긴장 등의 원인으로 심장에 열이 쌓인 게 원인이다. 또한 명치와 겨드랑이에 땀이 많이 나는 경우를 심한, 이러한 경우 생각을 지나치게 하여 심장에 병이 생겼기 때문이다. 사타구니에 땀이 많은 것은 음한이라 하며 신장기능이 떨어지거나 양기가 부족하기 때문이다.

 서양의학에서는 땀이 나는 부위에 약물을 바르거나 땀구멍을 막는 일시적인 치료방법과 교감신경을 차단 또는 절제하는 수술요법을 사용하나 동양의학에서는 땀이 나는 원인과 증상, 체질 등에 따라 그에 적중하는 한약을 투여한다. 먼저 기력을 보하고, 심장의 열을 내려주고, 비위 습열을 제거하고 신장 기운을 도와준다. 아울러 긴장을 해소시켜주고 기혈 순환을 원활하게 하여 각각의 원인을 해소시켜준다. 다한증은 고열량 음식과 직접적인 관계가 많다. 일상 생활에서도 스트레스, 피로, 긴장을 풀 수 있도록 적절한 휴식과 영양 공급, 안정을 취하고 자극적인 음식과 육류를 피하는 것이 도움이 된다.

정신병

정신병의 다양한 증상

정신이란 아무도 그 실체를 정확히 파악할 수 없으나 우리가 보고 느낄 수 있는 것은 정신의 기능이다. 하늘은 양(陽)으로부터 수(水)가 생기고 땅은 음(陰)으로부터 화(火)가 생긴다. 그러니까 땅은 속에도 화를 내포하고 있어서 어딘가 형체가 있고 생명체가 생기고 생명체가 생기는 것은 어딘가 화 속에 수가 내포되어야 되는 것이다. 형체는 습(濕)이 생기는 것이고 형체에 화를 집어넣어서 생명체가 되는 것이다. 닭과 달걀의 의미와 비슷하다.

어린이가 정신적 건강에 문제를 일으키는 것은 대략 5가지 정도이다. 첫째, 사랑이나 애정의 결핍으로 오는 정신적 문제가 있다.

유아기에 아이가 사랑을 느끼지 못하면 발달 장애와 지능이 떨어지게 된다. 둘째, 과잉 보호로 인한 정신적 문제를 들 수 있다. 이런 아이들은 남을 사랑하는 마음이 없고 공격적 성격을 띤다. 셋째, 가정불화로 인해 정신적 문제가 오는 아이이다. 이런 아이들은 불안, 공포, 히스테리의 성격을 띠고 마음이 삐뚤어진다. 넷째, 학교 가기 싫어하고 학습 장애가 있는 아이들이다. 이런 아이들은 학교 공포증에 시달리고 이기적 행동을 한다. 다섯째, 정신분열이 있는 아이가 있다. 이런 아이들은 사람과의 접촉을 피하고 망각, 환각, 우울증 등 마음의 불안이 온다.

  어린이의 정신적 문제는 한 가지 원인으로 오는 것이 아니라 신체적 원인에서도 많이 발생한다.

  어린이의 정신적 이상이 몇 가지 정형화된 패턴이 있는 반면에 성인들의 정신 장애와 정신병은 그 원인과 증상이 다양하다. 이를 보다 구체적으로 소개하면 다음과 같다.

  첫째, 우울증을 들 수 있다. 가벼운 우울증은 실망, 기분 저조, 자기의 행동이나 신체적 실패로 희망이 없고 자주 울고 자기 잘못으로 치부한다. 이런 사람은 매사에 살고 싶지 않고, 무기력 상태이고 저항능력을 상실한다.

  둘째, 변비, 불면증, 우유부단, 원기 부족 등으로 오는 정신적 문제를 들 수 있다. 이런 사람들은 모든 일에 흥미가 없고 정력이 감퇴된다.

셋째, 히스테리가 오는 사람이 있다. 이런 사람들은 무의식적으로 갈등이 신체적 증상으로 나타난다.

넷째, 불안 장애가 오는 사람이 있다. 이런 사람들은 아무 이상이 없는데 아프고 무섭다. 화가 나고 또 난다.

다섯째, 악성 히스테리가 오는 사람이 있다. 이런 사람들은 호흡곤란, 심박동증가, 가슴통증, 현기증, 두통, 피로, 기억력 상실, 감각 마비 등이 온다.

여섯째, 강박 신경증이 오는 사람이 있다. 이런 사람들은 자기의 의지와 상관없이 특정행동을 반복하며 강박적 생각과 강박적 행동을 한다.

일곱째, 오염공포증이 오는 사람이 있다. 이런 사람들은 손이 깨끗하나 오염에 대한 두려움으로 씻고 또 씻는다.

일곱째, 불안신경증이 오는 사람이 있다. 이런 사람들은 내부갈등과 무의식적으로 자기를 잃어버릴 경우가 있고, 과거의 불쾌감이나 충격적인 사건이 원인이 돼 여러 가지 불안 장애를 일으킨다.

여덟째, 실존적 불안을 느끼는 사람이 있다. 이런 사람들은 성에 대한 자신감 결여, 열등감 등으로 숨겨진 공격성을 분노의 형태로 표출하곤 한다.

아홉째, 공포신경증이 오는 사람이 있다. 이런 사람들은 어떤 물건이나 사건이 자기에 대해 해를 주지 않나 걱정하게 된다. 밤에 무서움, 좁은 길에서 무서움, 높은 곳의 두려움, 공황 상태 등을 보인다.

열번째, 강박신경증이 오는 사람이 있다. 이런 사람들은 자기의 지와 상관없이 특정행동을 반복하며 강박적 생각, 강박적 행동을 하곤 한다.

정신적인 문제가 있는 사람은 심리적 치료와 정신치료로 기대수요의 불만족이나 성기능 장애, 불면증 등을 약물과 입원치료로 증세를 완화시키곤 한다.

동양의학에서는 불면증에는 산조인탕을 처방한다. 대잎과 달여서 복용한다. 수면 장애나 공포심, 불안감을 느끼는 항우울환자에게는 항우울제로 귀비온담탕을 처방한다. 불안하고 초조하며 정신 혼란, 성욕 감퇴를 일으키는 사람에게는 팔미귀비탕을 복용하면 종합적으로 도움이 된다.

누구나 건강할 때는 인지가 어렵다. 그러나 건강한 사람도 심한 스트레스, 심장 홧병 등의 증상이 있으면 정신적 균형이 깨어져 감정이나 행동에 문제성이 생긴다.

정신이 안정되면 장수를 하고 정신이 줄어들면 형(形)이 죽는다. 고로 정신을 양성해야 한다. 심장기능이 활발하면 뇌의 기능도 좋아지는 것이며 속이 비면 신(神)은 거죽으로 나타난다.

낙엽과 함께 찾아오는 우울증

　사계절이 뚜렷한 이 땅에 살고 있다는 것은 한편으로는 다양한 추억을 담아낼 수 있는 행운이기도 하지만, 어떤 이들에게는 계절마다 변하는 마음의 빛깔에 적응하는 것이 힘들 수도 있다. 시간의 흐름의 변화는 많은 사람의 고통을 안기는 우울증이 함께하기도 한다. 혹독한 한겨울이 지나면 반드시 따뜻한 봄이 온다. 이 대자연의 섭리를 어느 누가 부정하겠는가. 마음의 독감으로 불리는 우울증은 흔한 듯하면서도 그 아픔이 크고, 병을 방치하면 심한 후유증을 앓듯이 자살이라는 막막한 어둠으로 몰고 가기도 하여 즉시 치료를 해야 하는 중요한 질병이다. 우울증은 매우 흔한 정신질환으로 일생을 살면서 걸릴 확률이 10-15%를 차지한다. 그중에서도 여성은 남성보다 확률이 두 배나 더 높다고 알려져 있다. 통상적으로 우울증의 원인은 개인적인 체질적인 면과 심리적인 스트레스, 신체적 질병 등으로 매우 다양하다. 동양의학적으로 볼 때는 칠정(七情)의 원인이 대부분을 차지한다. 그 외 사고나 질병으로 인해 뇌의 변화가 온 경우에도 우울증이 생길 수 있다.

　심리적 환경적인 측면으로는 생활의 급격한 변화나 소중한 사람을 잃은 경우, 대인관계나 자신의 일에서 좌절과 실패를 느낀 경우에 사람의 감정과 생각을 부정적으로 몰고 갈 수 있다. 계절의 변화에 민감한 우울증 환자는 1년 중에도 특히 가을이 시작되고 겨울로 들어가는 철이 되면 계절성 우울증이 찾아온다. 계절성 우울증은 일조량에 영향을 받는 신경 전달물질이 일조량이 적어지면서 기분과 수면, 호르몬을 조절하는 생체시계가 늦어지면서 생긴다. 우울증에도 심한 경우와 가벼운 경우가 있다. 정도도 다양하고 종류도 많다. 나이에 따라서는 소아, 청소년 우울증, 노인 우울증, 비전형 우울증, 산후 우울증, 갱년기 우울증, 계절성 우울증 등으로 다양한 우울증이 있다. 일반적인 우울증 증상은 계절과는 상관없이 식욕이 떨어지고 잠을 설치면서 우울하고 의욕이 떨어지는 경우이다. 이는 가을에서 겨울로 가는 즈음에 우울해지고, 피곤하고, 에너지가 감소하는 증상이 심해졌다가 날이 따뜻해지면서 점차 나아지는 경우가 허다하다. 특히 계절성 우울증 환자들은 잠을 많이 자고 식욕이 증가하며 특히 고열량음식을 많이 먹으므로 체중 증가가 나타나기도 한다. 그저 가을을 탄다고, 마음이 좀 우울해진다고 모두 계절성 우울증은 아니다. 그러나 우울한 마음과 동반되는 특징적인 증상들이 지속적으로 보이고 그 정도가 심해 생활에 지장을 받고 있다면 반드시 전문가의 도움을 받아 가을과 겨울이 길어지지 않도록 해야 한다. 피로가 누적되면 신체기능이 퇴화되는 것은 당연하다.

  우울증의 종합적인 증상을 보면, 항상 자신을 무가치하게 여기고 부적절하고 지나친 죄책감을 가진다. 집중을 못하고 쉽게 결정을 내리지 못하고 늘 망설이게 된다. 반복적으로 죽음에 대한 생각을 가지고 자살하려는 생각 등 계획을 세운다. 항상 피곤하고 힘이 나지 않는다. 어쩔 줄 몰라 가만히 못 있거나 반대로 몸의 움직임이 느려진다. 거의 매일 잠을 못 자거나 아니면 너무 잠을 많이 잔다. 거의 매일 또는 하루 종일 우울하다. 대부분의 활동에서 눈에 띄게 흥미가 감소되며 의도하지 않았는 데도 체중 감소나 증가가 두드러진 증상이 나타난다. 이러한 종합적인 증상들을 근본으로 대처해야 모든 증상들을 사전에 예방할 수 있다.

급할수록 감정을 다스려라

사람이 살아가다 보면 즐겁거나 혹은 유쾌하지 않은 감정을 마음대로 드러내기 어려울 때가 많다. 이런 것을 흔히 현대인들은 '스트레스 받는다'고 말한다. 스트레스는 우리 모두 나름대로의 해소법을 가지고 풀곤 한다. 특히 요즘 같이 술자리가 많을 때 술로 풀어버리는 경우가 흔하다. 이러한 발상은 스트레스를 잠시나마 잊을 수 있을지는 모르나 장기적으론 건강을 해치는 결과를 초래할 가능성이 높다. 건강한 몸과 마음으로 동양의학에서 제시하는 감정과 신체의 상호관계를 이해해보자.

동양의학은 기를 조절하는 의학이며, 마음을 다스리는 의학이기도 하다. 그러므로 동양의학을 이해하려면 마음의 움직임에 대해 유의해야 한다. 마음의 움직임은 감정으로 나타나며 동양의학에서는 감정을 칠정이라고 한다. 칠정(七情)이란 희,노,우,사,비,공,경(喜怒憂思悲恐慾)을 지칭하며 칠정은 각각 신체적인 변화를 일으킨다고 본다. 칠정이 우리 몸에 미치는 영향을 동양의학 최고의 원전인 《황제내경》은 이렇게 설명하고 있다.

희에 대해서 이렇게 풀이한다. '평소에 즐거우면 기의 순행이 화평해져 마음이 너그러워지고 피의 순환도 원활해 신체에서 답답하게 막히는 것이 없어지므로 편안해진다. 이런 상태를 기가 완해진 것이라 했다. 즉, 모든 마음의 불만이나 생리기능의 불균형 상태가 해소된다는 뜻이다. 그러나 희락(喜樂)도 지나치면 신기(腎氣)가 소모되고 분산돼 올바른 신의 기능을 다하지 못하게 되며 오장(五臟) 중에서 신을 간직한 심장(心臟)의 기능마저 상하게 한다.'

노는 이렇게 풀이한다. '성을 내면 기가 모두 위로 올라간다고 했다. 즉 성을 낸다는 것은 혈기(血氣)가 모두 역상하는 현상을 말하는 것이다. 심하면 피를 토하고 기절하기도 한다. 또 성을 자주 내거나 극심한 흥분은 오장 가운데 피를 저장하는 간을 상하게 만든다. 따라서 간(肝)이나 담의 기능이 필요 이상으로 성하면 행동이 동적이며 용감해지고 감정적으로는 성을 잘 내고 흥분되기 쉬우며, 간담(肝膽)이 약해지면 겁이 많아진다.'

근심이나 걱정이 있으면 기의 순행이 막힌다고 했다. 그래서 기가 폐색되면 오장 중 폐와 비가 상한다고 했으며 근심, 걱정 등의 감정적 갈등은 호흡 및 소화기관을 해치게 된다. 이런 증상이 '우'

에 속한다.

 '사'는 한 가지 일을 골똘히 생각하면 기가 순행치 못하고 한 곳에 맺히게 되는데 그러면 오장(五臟) 가운데 소화기능을 주관하는 비(脾)가 상한다고 지적했다.

 '비'는 기가 가슴속에 막혀 열기로 변해 소실되면서 폐(肺)와 심장(心臟)의 장기를 모두 상하게 하며 또 호흡기나 순환계에 병이 생기게 된다.

 두려운 마음이 있으면 기가 하강하여 오르지 못하며, 오장(五臟) 중 생식기와 내분비기능을 주관하는 신장(腎臟)이 상한다고 했다. 따라서 두려운 마음은 정력을 약하게 하는 요인도 된다. 마지막으로 '경'은 어떤가. 크게 놀라면 기가 흩어져서 순행의 질서가 무너지며 마음도 의지할 바를 잃고 산란해져 올바른 판단이나 생각을 못하게 되므로 온몸의 힘이 쑥 빠지고 심신이 모두 혼미해진다고 한다.

 이와 같이 칠정은 오장의 기능을 좌우하며 오장 또한 칠정을 일으키니 그 상호관계는 긴밀하여 마음과 몸은 하나로서 경계가 없는 것이 동양의학의 특징이다. 또한 동양의학에서 말하는 예방의 법칙인 양생법에 의하면 양생의 도는 손이 없음을 으뜸으로 한다. 손이 없다는 말은 늘 몸을 보하고 마음을 편안히 하여 편안한 때에 위험을 염려하여 칠정을 지혜롭게 조절하여 질병을 사전에 예방하는 것이 스트레스의 근본을 다스린다.

 비록 소년시절에 몸을 함부로 하여 기가 약하더라도 만년에 깨달아서 칠정에 휘둘리지 말고 잘 조절하면 질환을 막을 수 있다. 이와 함께 보익(補益)하면 기와 혈에 여유가 있고 정신이 충족되어 평균적인 수명과 아울러 장수도 기대해 볼 수 있다.

    따라서 마음의 병인 칠정을 정확히 판단하고 조절한다면 양생은 물론이고 올바른 건강생활을 누릴 수 있는 것이다. 감정도 행동과 습관의 변화에 따라 중요한 역할을 한다. 미국의 유명한 심리학자이자 철학자인 윌리엄 제임스는 이런 말을 했다. 생각을 바꾸면 행동이 바뀌고, 행동이 바뀌면 습관이 바뀌며, 습관이 바뀌면 성품이 바뀌고, 성품이 바뀌면 운명이 바뀐다. 즉, 긍정적인 생각이 결국에는 긍정적인 운명을 만든다는 얘기이다.

중년의 건강관리법

 뇌졸중의 원인과 관리

　뇌졸중이란 흔히 '중풍(中風)'이라고 말하는 뇌혈관 질환으로 뇌에 혈액을 공급하는 뇌혈관이 막힌 경우는 뇌경색(腦硬塞)이라 하고, 파열된 경우는 뇌출혈(腦出血)이라 한다. 뇌 손상이 오고 그에 따른 신체 장애가 나타나, 반신마비, 언어 장애, 심하면 식물인간 또는 사망에 이르는 심각한 병이다. 중풍은 수많은 원인으로 오기 때문에 원인도 한두 가지가 아니다. 뇌졸중은 단일 질환별 사망원인으로는 우리나라에서는 암에 이어 두 번째를 차지하고 있으며, 그 후유증을 치료하는데 드는 경비도 만만찮다. 미국에서는 1년에 약 1조 원 정도 소요된다고 할 정도로 사회적으로 큰 문제가 되고 있는 질병의 하나이다. 적절한 예방 및 치료시기를 놓치면 영구적이고 치명적인 후유증이 발생하므로 그 원인이 되는 위험인자들을 잘 알고 치료함으로써 뇌졸중을 예방하는 것이 무엇보다도 중요하다.

뇌졸중의 원인으로는 크게 고혈압과 심장병, 당뇨병, 일과성 허열증, 고지혈증을 들고 있다.

뇌졸중 환자의 70~ 80%가 고혈압이 원인이며, 20%가 심장병이 원인이다. 그밖에 당뇨병을 앓고 있는 사람들은 동맥경화증이나 뇌경색증을 잘 일으키고, 일과성 허열증이 있는 사람은 뇌졸중의 전조증상을 보일 수 있으며 고지혈증이 있는 사람은 흡연이나 비만증 인자 등으로 뇌졸중을 일으킬 위험인자가 많은 사람들이다.

허혈성 뇌졸중은 뇌의 일부에 혈류가 차단되거나 부족하게 되어 뇌 조직으로의 산소와 영양공급이 충분치 못할 때 발생한다. 출혈성 뇌졸중은 뇌의 혈관이 파열되어 뇌 속으로 출혈이 파급되어 신경 손상을 초래하는 것으로, 출혈부위에 따라 뇌 실질 뇌 출혈과 지주막하 출혈 등으로 구분한다. 지금까지 연구결과를 보면 고혈압이 가장 큰 원인이 되는 것으로 알려져 있다. 증세 및 자가진단은 뇌졸중에 의해 뇌의 손상이 오면 신체의 일부 또는 전부에 여러 가지 기능 장애가 오게 된다. 뇌졸중 증세는 대부분의 경우에 갑작스럽게 일어나며, 또한 대부분의 경우 신체의 어느 한쪽에만 나타나는 게 특징이다.

일반적으로 나타나는 증상은 남성들은 좌측, 여성들은 우측 팔다리에 힘의 약화현상이 나타나며 몸통 부위의 감각이 둔해지거나 저린 증상, 언어 장애, 시각 장애 등이 나타난다. 뇌간이나 소뇌를 침범했을 경우에는 심한 어지럼증을 호소하기도 한다. 이러한 증세의 정도는 뇌졸중의 병변의 크기, 위치 및 종류에 따라 다양한 정도로 나타나며, 어떤 때는 약간 이상하다고 느껴질 정도로 약하게 나타나거나 심지어 본인도 알지 못하는 경우가 있고, 심한 경우에는 누구나 쉽게 알 수 있을 만큼 마비나 감각이 나타나며, 발병 당시부터 생명이 위험한 상황에 빠지기도 한다.

뇌졸중은 한번 발생하면 후유증을 남기는 경우가 대부분이고 심하면 사망할 수도 있기 때문에 가장 좋은 치료방법은 예방이라고 할 수 있다. 적절한 운동을 규칙적으로 하고 육식과 채식을 균형(均衡) 있게 섭취하는 것이 가장 좋은 방법이며 인체 내의 정기(精氣)를 보강하여 외사(外邪)의 침입을 막는 것이 예방에 제일 중요하다. 흡연을 금하고 성인병 질환을 조속히 치료하여야 뇌졸중을 예방할 수 있다. 또한 뇌경색의 증상이 있는 사람이라면, 재발방지를 위한 지속적인 관리가 필수적이다.

간, 심통하게 기운 도와야 건강할 수 있다

요즘처럼 살림살이가 어려운 불경기를 만나면 정치, 경제, 사회적으로 복잡하고 미래가 불안한 상황이 되면 정상적인 사람이라도 자주 스트레스를 받게 마련이다. 특히 공인인 연예인이나 기업인들은 도가 지나쳐 우울증이 생기거나 심지어는 자살을 선택해 세간의 안타까움을 사기도 한다. 일반적으로 사람이 일생동안 6명에 1명 (15%) 정도로 겪게 되는 우울증은 보통 30-40대 여성, 특히 갱년기에 있는 여성들이 자주 겪게 되는 질환이다. 가장 흔한 증상은 심한 불면증(不眠症)이다. 특별한 원인이 없는 불면증이 3주 이상 지속될 때 우울증(憂鬱症)의 가능성이 아주 크다 한다. 또한 갑작스러운 식욕과 체중의 변화가 오는데 주로 식욕 저하로 살이 많이 빠지기도 하지만 야간에 폭식 등으로 비만이 되기도 한다. 그 외에도 심한 피로감과 무력감이 오고 운동능력이 약해지며 집중력, 지구력이 현저히 떨어져 사회생활이 힘들어진다. 머리서부터 발끝까지 안 아픈 데가 없다는 호소도 자주 듣는 증상 중의 하나이다.

하지만 우울증의 가장 심각한 문제는 죽음과 자살에 대한 생각을 반복적으로 한다는 것이다. 막상 자살을 시도하는 사람은 적지만 자살을 시도하는 사람들 대부분은 오랫동안 우울증을 앓아온 경우이다.

동양의학에서는 간장(肝臟)과 심장(心臟)은 감정을 주관하는 장기로 본다. 근심이나 걱정이 많으면 심장을 상하게 되고 이로 인해 두려움이 많아지며, 불안해 하고 꿈을 많이 꾸게 된다. 또한 간에는 혈이 저장되는데 혈에 혼(정신, 감정)이 깃들기 때문에 간기가 허하면 두려움이 많고 눈이 침침하거나 청각이 약해진다. 또 간에 여러 나쁜 기운이 뭉치면 감정의 기복이 심하고 불면증이 생긴다고 본다. 우선 간에 담음(痰飮)이 뭉친 경우는 정신이 우울하고 한숨을 자주 쉬며 식욕이 떨어진다. 이로 인해 몸이 무겁고 쉽게 피로해진다. 간에 어혈이 뭉친 경우는 온몸이 아프고 가슴이 답답하며 심장과 손, 발바닥에 열이 있고 식욕이 떨어지며 자꾸만 눕고자 하는 증상이 생긴다. 또 간에 담열이 뭉친 경우는 감정의 변화가 심하고 성을 잘 내며 배가 더부룩해 답답하고 변비가 생기게 된다.

아울러 어지럽고 불면증이 심하며 목이 마르고, 감정의 기복이 심하면 심장과 간에 진액이 마르면서 오는 증상이 우울증에 해당한다. 이 경우는 정신이 흐리면서 슬픈 형상으로 잘 울거나 피로하고 식욕이 없다. 동양의학에서는 주로 백작약, 시호, 울금, 목단피 등의 한약재로 간에 뭉친 어혈과 담을 풀어주고 향부자, 청피, 진피 등으로 막힌 간의 기운을 소통시키는 약들을 쓴다. 감정의 기복이 심하고 잠이 없는 우울증에는 석창포, 원지, 용안육 등의 약재로 심신을 안정시켜 주면 많은 도움이 된다.

민간요법으로는 몸의 기운을 소통시키면서 진정시키고 진액을 돕는 대조(大棗)도 도움이 된다. 대조에는 칼슘, 비타민 C, 당류, 타닉산 등이 함유돼 피로를 풀고 몸의 회복에도 좋다. 아울러 기분이 우울할 때, 의욕이 감퇴되고 무기력할 때는 음양곽 10~20g을 끓여 차로 마시면 도움이 된다. 대조와 음양곽은 특히 성생활 불만으로 오는 우울증에 좋은 효과가 있다고 잘 알려져 있다. 대조는 맛이 달고 온하며, 많은 에너지원을 함유하고 있으며 혈관을 확장시키며 해부생리학적으로 보면 심혈관의 작용이 크다. 안신은 에너지원을 충분히 공급하면 소화기 쪽으로 혈액이 편중되고 근육이 이완되기 때문에 정신이 안정된다. 대조의 약리성분은 아미노산, 비타민 A, B, C 및 유기산 등이 함유되어 있다. 약리에서 달인 물은 근육의 힘을 높이고 간장중독에서 간보호작용을 나타내며 체중을 증가시키고 항알레르기, 진정작용을 나타낸다.(원색한국본초도감)

전립선에 대한 상식

전립선이란 말을 일상적으로 많이 듣고는 있지만 어떤 기관이며 무슨 기능을 하는지 정확하게 알고 있는 사람은 드물다. 예전에는 섭호선(攝護腺)이라 불리기도 했던 전립선 질환은 남성들에게만 있는 질환으로 생식기 부속선의 하나이다. 방광 아래에 약 20g 정도 되는 밤알 모양의 조직체로 요도를 둘러싸고 있으며, 여기에서 나오는 분비물은 끈끈한 유백색을 띤 액체로, 저장되어 있다가 사정과 동시에 방출된다. 그 가운데로는 소변이 통과하는 요로가 있고, 좌우에서 사정관이 요로에 개구되어 있으며 외선과 내선으로 이루어져 있다. 내선은 요도를 감싸고 있으며 외선은 그 바깥쪽을 감싼다. 정액냄새의 주범은 전립선의 선 조직에서 만들어진 유백색을 띤 액체이다. 정액의 일부분을 방출하는 성기관이므로 전립선에 이상이 오면 배뇨 및 성기능 장애가 나타난다. 전립선은 고환, 정낭과 함께 생식기능을 담당하는 기관이다. 정액의 액체성분 중 약 35% 정도를 생산한다. 생산된 전립선 액은 사정된 정액을 굳지 않게 하여 정자의 운동성을 향상시키고 수정능력을 높여줄 뿐 아니라 정자에 영양을 공급하여 준다. 알칼리성을 띤 전립선 액은 여성 나팔관의 산성농도를 중화시켜 난자와 수정이 이루어지도록 도와주고 소변의 유해성분으로부터 정자를 보호하는 중요한 매개체 역할을 한다. 이렇듯 전립선이 고환에서 만들어진 정자의 운동성을 도와 임신을 도와주고 요로감염의 방어기능이 있어 임신에는 꼭 필요하지만 여성의 자궁처럼 나이가 들면 많은 질병을 일으키기도 하는 양면성을 지니고 있다. 대표적인 전립선 질환으로는 전립선염, 전립선통, 전립선 비대증, 전립선암 등이 있고 물혹이나 결석이 생길 수도 있다. 서양인에 비해 동양인들은 전립선암의 빈도가 낮고 전립선염이나 전립선 비대증이 많은 것이 특징이다. 그러나 최근에는 고령화 사회로 진입하면서 서양식 식생활로 인한 전립선 비대와 전립선암의 빈도가 높아지고 있는 것이 현실이므로 전립선에 대한 상식을 알고 생활해야 하며 전립선에 대한 전반적인 예방에 신경을 써야 한다.

전립선 비대와 해우소

사람의 몸에는 여러 종류의 진액이 있다. 진액은 소변이 되어서 방광으로 가서 진액이 되고 찌꺼기는 순수한 소변으로 나간다. 전립선이란 남성에만 있는 기관이다. 인체해부학적으로 보면 방광 아래에 요도를 감싸고 있는 형태고 외요도, 괄약근, 음경이 있다. 전립선 비대중이란 말 그대로 전립선이 비대해지는 질환이다. 전립선염이 청년, 중년, 말년층에서 흔하게 나타나는 질환이라면 비대중은 40대 중년 이후의 남성에게 흔하게 나타나는 질환이다. 40대 이후 남성호르몬 감소와 함께 전립선이 줄어드는 사람과 커지는 사람이 있는데 이때 비정상적인 조직이 전립선에 증가하여 소변 시 전립선요도가 잘 열리지 않아 여러 증상이 나타난다. 때문에 전립선에 염증이나 전립선 비대가 오면 자연적으로 요도를 압박해 배뇨에 지장을 초래한다. 전립선 비대에 대한 정확한 원인은 아직 명확하지 않지만 유전적 소인이 있고 고열량음식, 식품첨가물, 질소 노폐물, 중금속, 운동 부족, 비만, 지나친 흡연, 음주, 정신적인 스트레스, 체질에 맞지 않는 식생활, 남성호르몬 노화 등과 관련이 있는 걸로 추측하고 있다. 전립선 비대의 증상은 소변을 시작하기 힘이 들고 가늘어지며 소변을 다 본 뒤에도 잔뇨감을 느끼며 개운치 않다. 또한 소변을 보는 중간에 끊어지거나 방울방울 떨어지며 수면 중에도 몇 번씩 소변을 보게 된다. 전립선 비대중이 심해 배뇨 불능까지 가면 소변이 역류해 방광에 악영향을 미친다. 전립선 비대증을 예방하려면 소변을 오래 참지 말고 과도한 힘을 주며 보는 습관을 고쳐야 하며 음주를 줄이고 장시간 앉아 있는 것을 피해야 한다. 동양의학적 치료는 증상에 따라 음허화왕, 비허기함, 신양휴허, 간기울체 등으로 세분화해 한약으로 처방한다. 아랫배나 회음부에 따뜻하게 찜질을 하거나 아랫배에 있는 기해혈(氣海血)에 침이나 뜸으로 자극을 줘도 도움이 된다. 하초의 신장기능을 잘 소통시켜 소변이 잘 나오도록 해야 요도결석이나 전립선암 등을 예방할 수 있다.

인체에서 가장 중요한 신장(腎臟)

정(精)은 인체를 구성하고 생명활동을 유지시키는 가장 기본적인 물질로써 신지본야(身之本也:인체의 기본이다)라고 하였다. 정(精)은 두 가지 의미로 나누어 이해할 수 있는데 좁은 의미의 정은 신(腎:콩팥신)에 저장되어 있으면서 생식능력을 갖춘 물질 즉, 생식의 정(精)을 가리키는 것으로 남녀 양성 모두에게 갖추어져 있으며 남녀의 교합에 의하여 인류를 계승시키는 아주 중요한 장기다. 신장은 인체의 아랫쪽 배의 등쪽에 양쪽으로 위치하며 노폐물을 배설하고 산염기 및 전해질 대사 등 체내 항상성을 유지하는 기능을 하는 아주 중요한 기능을 하는 장기 중의 하나다. 일명 콩팥이라고도 불리는데 그

모양이 마치 콩, 팥과 닮아 있다는 데서 유래됐다. 해부학적으로 보면 양쪽 콩팥의 무게는 대략 전체 체중의 약 0.4%에 지나지 않지만 콩팥의 기능이 심하게 저하되거나 소멸되면 생명을 유지하기 어렵다. 생명의 유지에 매우 중요한 생리적 기능을 수행하기 때문에 인체의 모든 정기의 30%가 콩팥으로 흘러들어간다. 정상적인 성인은 1일 콩팥에서 여과되는 혈액량은 무려 180L에 이르지만 대부분은 재흡수되고 실제로 배설되는 소변량은 1~2L에 불과하다. 최근의 성인들은 콩팥이 나빠지면 심장병과 뇌혈관 질환에 의한 사망률이 최대 8배까지 높아진다는 조사결과가 보고됐다. 이에 따라 만성콩팥으로 진전될 가능성이 높은 당뇨병 및 고혈압환자는 주기적으로 소변검사를 해야 콩팥 질환을 예방하는 데 도움이 될 것으로 보여진다. 신장은 정상적으로 기능을 다할 때는 그 고마움을 모른다. 하지만 신장이 야기하는 질병들은 삶의 질을 현격히 저하시키는 것은 물론, 생명도 위협을 받을 수 있기 때문에 평소 신장관리에 신경을 써야 한다.

  신장에 이로운 식품으로 알밤을 들 수 있다. 알밤은 신장의 과일이라고 불린다. 이뇨작용에 효과적이며 탄수화물과 단백질, 비타민이 풍부하고 칼슘, 철, 칼륨 등의 영양소가 들어 있기 때문에 성인병 예방과 피부미용, 신장보호와 근육강화, 위장기능 활성화, 피로회복에 도움이 된다. 생식(生食) 또는 삶거나 구워서 복용하면 효과적이다.

남성들이 유행하는 전립선 비대증은 동절기에 심해진다

 지금은 전 지구상의 인구는 고령화 사회로 진입한 지 오래다. 이로 인해 전립선 질환으로 인한 사망률은 점점 늘어나고 있다. 이 문제가 해결돼야 중년 이후 남성의 행복이 증진된다는 데 의견을 같이 해야 한다. 전립선 비대증은 조기에 치료하면 소변 줄기가 달라진다. 어떠한 병도 마찬가지지만 방치하면 신장, 방광 등이 손상돼 목숨을 잃기까지 한다.
 보통사람들이 나이가 들면 키가 적어졌다고 호소한다. 인체가 노화되면 키뿐 아니라 남성의 외신도 작아진다는 것은 잘 알려진 사실이다. 그런데 전립선은 반대로 노화와 함께 세포의 증식이 일어나서 비대하게 된다. 전립선의 크기는 보통 메추리알 정도이다. 주 기능은 정액의 통로이기도 하고 정자의 운동성을 항진시키는 역할을 하지만 아직도 베일에 가려진 부분이 더 많다. 요도를 싸고 있다 보니 질병이 생기면 우선 요도를 압박하게 돼 다양한 배뇨 장애를 초래하게 된다. 이러한 증상은 날씨가 추워지면 심해진다. 반대로 여름철은 땀으로 배출되는 수분은 거의 없고 모두 소변으로 배출되게 되면서 전립선 비대증의 대표 증상인 빈뇨나 야간뇨 증상이 심해져 일상생활에 지장을 주게 된다. 카페인이 든 음료수 섭취나 지나친 음주도 전립선 출혈을 일으켜 증상을 악화시킬 수 있으므로 주의가 요구된다. 나이가 들수록 특히 먹거리에 신경을 써야 한다.

동물성기름을 많이 섭취하는 서양인들은 피하지방이 되고 초식을 위주로 하는 동양인들은 내장지방으로 동물성기름이 쌓인다. 중년이 되면 올리브오일 같은 식물성기름을 많이 먹는 게 좋다. 우리가 배고픈 시절에 먹었던 보리밥, 된장, 고추장 등은 그저 자연식에 가까운 주식이었기 때문에 전립선 비대라는 용어가 요즘처럼 설득력을 얻지 못했다.

갱년기 증후군

사람이 살다 보면 짜증나는 일이 많아진다. 시도 때도 없이 얼굴이 달아오르고, 땀이 나며, 어깨, 팔, 다리, 허리 등 안 아픈 데가 없다. 늘 피로하고 기분마저 우울한 날이 잦아지므로 여성에게 있어 난소의 기능이 쇠퇴하기 시작해 월경에 변화와 생식기의 변화가 동시에 나타나고 폐경에 이르는 50세 전후의 시기를 갱년기라 한다. 이 시기에는 생식기능이 상실되면서 호르몬 대사의 변화로 인해 신체적, 심리적으로 여러 가지 증상들이 나타난다. 이러한 경우를 갱년기 장애, 혹은 갱년기 증후군이라 한다.

동양의학의 원본인 《동의보감》에서는 갱년기 증후군을 여자 나이 49세가 되면 임맥이 허약해지고 태충맥이 쇠해 천계가 마르니 생리가 끊어진다고 설명했다. 그러므로 형이 무너지고 자식을 둘

수 없다고 표현했다. 갱년기에 흔히 볼 수 있는 증상은 가슴이 두근 거리고 불안 초조하다, 열이 가슴에서 위로 치밀어 오르는 것 같다, 의욕이 없고 우울하다, 생리 양과 생리주기에 변화가 생긴다, 변비가 생긴다, 소변이 잦고 요실금이 생긴다, 질과 유방의 위축감이 느껴지는 등의 증상이 발생한다. 여성 75% 가량이 갱년기 증상을 경험하며 그 중 20%는 치료가 필요할 만큼 심각한 갱년기 장애를 겪고 있다.

동양의학에서는 갱년기 장애는 생리적인 쇠퇴 현상 즉, 신기의 쇠퇴로 기혈의 부조화를 초래해 전신적인 기능의 쇠약을 가져오는 신허형, 여러 가지 정신적인 스트레스로 간의 원활한 기 흐름을 방해해 불필요한 열을 발생시키고 혈액순환을 저해하는 간기 울결형으로 진행된다. 간장의 기운을 잘 소통시켜 화가 치밀어오르지 않도록 각 개인의 신체 상태나 체질 등을 고려해서 동양의학적인 치료가 효과적이다. 우리나라 여성의 평균 수명이 84세라 하니 갱년기 관리는 이후 30여 년의 건강을 좌우한다. 갱년기는 신체의 기능이 빠르게 약해지는 시기이므로 이러한 갱년기를 어떻게 보내느냐에 따라 중년 이후의 삶이 크게 달라질 수 있다. 충분한 휴식과 규칙적인 운동으로 체력을 단련시키고 적절한 식이요법을 통해 인체에 필요한 에너지를 균형에 맞도록 지원해 면역력을 향상시켜야 한다. 과일, 채소류, 콩 종류, 생선류 등을 골고루 섭취하고 알코올, 카페인, 인스턴트식품, 설탕, 식염은 가급적 줄이도록 한다. 가급적 스트레스를 피하고 항상 긍정적인 마음가짐으로 임해야 한다. 50세 전후가 되면 여성은 누구나 폐경을 맞게 된다. 폐경으로 인해 갱년기가 왔다 해서 인생이 끝난 것처럼 우울해 할 필요는 없다. 무엇보다 여성은 폐경이라는 의미보다 지금까지 완성된 삶을 살아왔고 그 결실을 맺었다는 완공으로 삶의 태도를 바꿔야 한다. 여자로 태어나 자식 나아서 길러서 여자의 도리를 마친 상태가 완공이다. 자연의 섭리를 인정하고 갱년기를 지혜롭게 보낸다면 그 이후에도 얼마든지 건강하고 멋진 삶을 살 수 있다.

피부병

 계절과 관계되는 알레르기성 비염

  알레르기성 비염은 호흡 중 콧속으로 흡입된 특정한 항원에 대해 콧속 점막에서 일련의 면역반응이 일어나 재채기, 콧물, 코 막힘, 눈, 코의 가려움이 주증상이다. 감기몸살의 초기증세와 비슷하나 오한, 발열, 가래가 없으면서도 위와 같은 증상이 나타나는 경우가 대부분이다. 또 아침에 잠자리에서 일어나자마자 증상이 나타나는 경우가 많으며, 찬 공기를 쐬면 재채기가 심해지고 콧물이 많이 나오며 코 막힘 증세도 같이 동반된다. 알레르기성 비염은 시기에 따라 항원에 의해 생기는 계절성과 계절에 관계없이 생기는 통년성 비염으로 나눌 수 있다. 특정 계절에만 발작이 일어나는 것을 계절성 알레르기라 하며 꽃가루, 낙엽, 계절변화 등과 관련이 있다. 4, 5월 봄철이나 9, 10월 가을철에 자주 발생한다. 또한 일년 내내 일어나는 것을 통년성 알레르기라 하며, 아파트, 도시형주거 공간에서 집 먼지 진드기, 동물의 털, 바퀴벌레, 곰팡이, 담배, 음식물 등이 알맞은 조건의 원인인 경우가 대부분이다. 일반적인 알레르기를 유발하는 물질들은 자연계에서 항상 존재하는 것이고 대부분의 사람들은 이와 같은 물질에 반응하지 않는다.

알레르기성 비염을 유발하는 원인 중 집먼지 진드기는 양탄자, 침대 매트리스, 천으로 된 소파, 옷, 이부자리, 자동차 시트 등에 많이 있다. 특히 두꺼운 이부자리와 난방이 잘된 아파트, 가습기 사용 증가 등 생활환경의 변화는 겨울에도 진드기가 지속적으로 서식하기 좋은 환경을 제공해 알레르기 비염 발생의 가장 큰 원인이 된다. 또한 꽃가루들은 바람을 통해 이동되기 때문에 걷잡을 수 없다. 아울러 곤충에 의해 매개되기도 하며 대기 중 꽃가루가 호흡을 통해 흡입됨으로써 호흡기 알레르기 증세가 나타나기도 한다. 이외에도 직업상 요인과 환경적 요인, 유전적 요인, 스트레스 등도 원인이 될 수 있다. 다른 사람들에게는 특별한 문제가 되지 않는 것들에 혼자만 예민하게 반응한다는 것은 외부 환경의 문제이기 전에 자기 내부의 면역력의 이상으로 볼 수 있다. 일반적으로 피로하면 심해지는 경우도 인체 내부의 면역력과 연관해서 참고해야 한다.

동양의학에서는 이와 같은 코의 증상을 단순히 코만의 문제로 보지 않고 인체 구조 전체의 건강상태 및 오장육부와 연관해서 치료하는 방식이 오래 전부터 구분되어 있었다.《동의보감(東醫寶鑑)》〈외형편(外形編)〉의 비문(鼻門)을 보면 비구라는 말이 있다. 이 비구에 대해《동의보감》에서는 구자비류청체야 (鼽者鼻流清涕也)　비류청체자 속폐한야(鼻流清涕者 屬肺寒也)라고 표현하고 있다. 비구라는 것은 코에서 맑은 콧물이 흘러내리는 것인데 이는 폐가 냉하기 때문이라는 것이다. 여기서 폐가 차다는 것은 단순히 해부학적 폐를 의미하는 것이 아니라 동양의학의 오장육부에서 폐의 기운이 차다는 것으로 생각해 볼 수 있다.

그러므로 동양의학에서는 알레르기성 비염을 단순히 코 내부만의 문제로 보지 않고 인체 구조 전체로 보고 접근하고 있다. 그래야만 재발을 막고 근본적인 치료뿐만 아니라 체질의 개선과 체내 기운의 보강이 동시에 이루어질 수 있다고 보았다.

알레르기성 비염은 코 증상을 완화시켜주는 한약들과 체질을 개선시키며 몸의 기운을 보강시키는 한약재들을 사용하여 몸의 전체적 상태를 호전시키는 방법을 택해야 한다. 증상을 호전시키는 처방들은 소청룡탕, 보중익기탕, 소시호탕, 창의산, 통규산 등을 많이 이용한다.

알레르기란 무엇인가

최근 들어 세계적으로 알레르기 질환이 급증하고 있다. 알레르기(Allergy)란 그리스어인 allos에서 유래되었다. 1906년 프랑스 학자 폰피케르가 처음으로 사용하였으며 이는 보통 대부분의 사람에게서는 아무런 문제도 일으키지 않는 물질이 어떤 사람에게만 두드러기, 비염, 천식 등 이상 과민반응을 일으키는 것을 의미한다.

인체는 이종물질인 항원(抗原: allergen)에 대해서는 특이하게 면역응답, 즉 항원에 특이적으로 반응하는 항체와 림프구를 생산하고 재차 항원과 접하면 여러 가지 면역반응을 일으킨다. 이 면역반응은 인체의 자기 보존을 위한 중요한 방어메커니즘의 하나인데, 보통 생체에 대해 보호적으로 작용하지만 때로는 장애를 일으키는 경우가 있다. 이것이 알레르기의 반응이다. 즉, 알레르기란 면역 반응에 의해 일어난 인체의 전신성 또는 국소성 장애라고 정의할 수 있다. 현재 전체 인구의 15-20%가 알레르기 질환을 앓는 것으로 추정하고 있다. 주요 증가요인은 지구환경의 오염과 생활의 편의성이 향상되고 인간의 육체적 활동은 점차 줄어드는 반면, 정신적인 긴장은 증가되고 있는 것과 관련이 많다. 고열량음식, 공해, 자외선, 미세먼지와 같은 생활환경의 악화와 최근의 새집 증후군, 애완동물 등으로 과학문명의 발달과 더불어 함께 나타난 질병이 각종 알레르기인 것이다. 알레르기 질환의 종류로는 증상이 나타나는 부위에 따라 나눌 수 있다. 눈, 코, 입, 귀, 피부, 전신증상, 위장관 증상 등이며 동양의학적으로 볼 때 천식은 효천, 해수에 해당하고, 알레르기 비염은 분체, 비구, 비연에 해당하고, 아토피성 피부염, 두드러기, 접촉성 피부염 등의 각종 피부 질환은 태열(胎熱) 은진(癮疹)에 해당하고, 식품과 약물에 대한 알레르기는 은진에 해당한다. 이러한 원인들은 되도록 피하는 것이 좋으나, 회피요법만으로 알레르기 질환을 피할 수 있는 것은 아니다. 인체 내의 면역력이 약해지면 또 다른 알레르기가 생길 수 있다. 이러한 원인은 인체의 정기(精氣)가 약해지면 나타난다. 과민반응을 일으키는 면역불균형을 다스리는 것이 근본을 다스리는 방법이다.

　동양의학적인 원인을 보면 여러 질환과 각각의 증상과 형태에 따라 원인과 변증(辨證) 및 치료방법이 달라진다. 기본적인 병리는 정기허약(精氣虛弱)으로 인한 위기(衛氣) 부족에 의해 면역기능의 조절기능이 약해지고 여기에 환경인자의 자극에 의해 기혈(氣血)순환에 장애가 발생해 생기는 질병이다. 1차적으로 혈어(血瘀)가 생기므로 인해 인체에 필요한 진액대사에 균형이 무너지고 2차적으로 습담(濕痰)이 정체되며, 이런 상황이 지속되면 열독(熱毒)이 발생하여 염증을 일으키는 알레르기 병태가 진행된 것을 알레르기 질환이라 한다. 열을 내리고 체액이 손실되지 않게 하면서 수액요법을 실시하면서 회복되기를 기다리면 약이 아니라도 몸이 부드러워지고 열이 내리면 병은 호전된다.

피부 트러블과 잡티

동양의학에서는 찌꺼기가 배설되지 못하고 인체에 쌓이면 독소가 된다고 했다. 사람의 몸에는 독소를 만들지 않기 위해 끊임없이 찌꺼기를 배설한다. 가장 큰 배설통로가 대변과 소변이지만 그 외에 또 하나의 중요한 배설 통로가 땀과 한냉(寒冷)을 주관하는 피부다.

아무리 대변과 소변으로 찌꺼기를 배설해도 입으로 들어오는 쓰레기 음식이 많으면 자꾸 찌꺼기가 쌓여서 독소가 될 수 있다. 그럴 때에는 피부로라도 독소를 배출할 수밖에 없다. 그래도 흔히 나타나는 증상이 피부의 잡티와 트러블이다. 동양의학에서는 피부가 내장의 거울이라는 말을 강조하고 있다. 사람마다 정도의 차이는 있지만 이러한 증상이 심해지면 여드름이 되고 저승꽃의 뿌리가 되며, 아토피, 무좀, 기미가 되고, 점이 되는 것이다. 폭넓게 보면 입 냄새, 발 냄새, 몸 냄새도 이와 관련성이 깊다. 몸속의 내장이 온갖 독소로 지저분한데 겉의 피부만 깨끗할 수는 없다는 결론이다.

내부의 장부에 풍이니, 습이니, 담음이니 하는 여러 찌꺼기와 독소가 쌓이고 엉켜 있다면 피부에 기미, 여드름, 뾰루지 등이 생길 수밖에 없다. 혹시 거울 속의 내 피부가 점점 지저분해지고 있다면 피부만 보지 말고 오장육부도 함께 관리하여야 한다.

기미, 여드름, 뾰루지, 땀띠, 딸기코 등은 얼굴에 생기는 병의 일종이다. 풍의 기운이 피부에 머물고 담음이 장부에 쌓여 있으면 얼굴에 거무스름한 잡티가 생긴다. 비장과 폐에 풍습의 기운과 열기가 엉키면 부스럼이 생기고 얼굴이 벌겋게 되거나 혹은 붓는다.(동의보감 외형편 면문) 위장이 더러우면 폐가 영양을 제대로 받지 못하므로 피부가 마치 비늘처럼 거칠어진다.

체질적 여드름 치료

여드름은 10대의 남녀 80% 이상에서 대부분 생긴다. 여드름의 수가 많고 적음을 떠나 매우 흔한 피부 질환이지만 방치하면 흉한 흉터를 남기고 치유된다. 여드름 때문에 고민하는 시기는 사춘기 10여 년 정도지만 여드름 흉터는 평생 정신적인 장애가 될 수 있어 청춘의 심볼로만 여기지 말고 피부 손질과 생활 스타일 변화와 동시에 부작용 없는 근본대책을 세워야 한다. 동양의학에서는 여드름의 발생 원인으로 다음의 몇 가지를 꼽는다.

첫째, 폐에 열이 많아서 생긴다고 보았다. 폐에 열이 많은 사람은 얼굴의 모낭과 일치된 좁쌀 크기의 여드름이 자주 생긴다. 여드름은 코 주위에 제일 많이 나며 가끔 이마에도 나타나며 체질에 따라 가슴과 등에도 여드름이 생긴다. 평소에도 폐에 열이 많은 사람은 입과 코가 건조해 변비증세도 겸하는 경우가 대부분이다.

둘째, 위장에 열이 많기 때문으로 본다. 위에 열이 많은 사람의 여드름은 입 주위, 등이나 가슴 부위에서 좁쌀만한 크기로 나고 끝부분은 검은색을 띤다. 이런 사람들은 평소에 입이 마르고 입 냄새가 많이 나는 편이며 찬물을 자주 들이킨다.

셋째, 기혈 중에서도 혈이 부족해서 생긴다. 이런 사람들은 얼굴에 항상 모세혈관이 확장돼 있어 볼이 빨갛게 상기되곤 한다. 또한 열이 있거나 감정이 격해지면 얼굴이 빨개지는 것이 통상적이다. 입, 코, 양미간 사이에 쌀알 크기의 붉은 여드름이 많은 것이 특징이고 생리 때를 전후해 여드름이 급격히 증가한다.

넷째, 혈액순환이 안 돼 생긴 경우도 있다. 이런 경우는 쌀알 크기의 여드름이 얼굴, 가슴, 등에 덮여 있다. 여드름 주위가 발그스레하거나 고름 주머니가 달려 있고, 여드름이 반복해서 생겨나 피부 표면이 울퉁불퉁해진다. 이런 사람들은 주로 변비가 있고 소변색은 황색이나 적색을 띤다.

동양의학에서는 폐와 대장이 포함된 호흡기계가 피부를 관리한다고 본다. 그런데 호흡기계의 기능 이상이나 자율신경의 기능실조로 인해 피부 면역력이 악화돼 여드름이 발병한다고 본다. 이로 인해 발진이 되고 가려움이 심한 실증은 주로 몸에 열이 많은 소양인이나 태음인에게 많이 나타난다. 그러므로 실증과 허증을 구분하고 체질에 맞는 한약재를 복용하여 열독을 완전히 제거하여 치료해야 한다. 허증에는 면역성을 양성시켜주는 한약재를 활용하여 부족한 장부의 기능을 보완함으로써 피부기능을 회복하게 한다. 또한 인체

내의 정기를 보강하여 사기(邪氣)의 침범을 막아 깨끗한 피부를 보존할 수 있도록 하며 아울러 스트레스와 과로, 자극성이 심한 음식물 섭취를 자제하는 것이 바람직하다. 종합적으로 보면 여드름은 피부를 관장하는 장부의 기능이 병적으로 항진돼 발병하는 실증과 기능이 저하되어 나타나는 허증으로 구분하여 근본을 다스림을 원칙으로 한다.

대상포진

피부에 발생한 병은 피부로 발산시켜야 한다. 대상포진은 바이러스로 일어나는 급성 염증성, 신경성 피부염의 일종이다. 피부증상은 일반적으로 수포군을 이루며, 통증은 불에 타는 것 같고, 포진 후 신경통 등 후유증은 당해보지 않은 사람은 모른다. 병원체 자체는 소아 때 수두감염이나 호흡기관을 통해 인체에 침입해 신경절에 잠복돼 있다가 부적절한 음식, 음양 부조화, 수면 부족, 감기로 인한 고열 등에 의해 발생하며 신경영역에 대상포진이 발생할 수 있다. 특히 환절기에 기온 차가 심하거나 너무 덥고 추울 때, 인체 내의 방어능력이 저하되었을 때 주로 나타나며 주로 성인이나 노약자들에게 접근한다. 포진은 가슴, 등, 얼굴, 목, 허리, 복부, 팔다리 등 전신적으로 나타난다. 발진 전에는 가벼운 발열증상이 나타나고 식욕이 떨어지며 피로가 회복되지 않고 온종일 나른한 전신증상이 나타난다. 국소부위의 피부에 이상과민 현상이 있으며 동시에 작열감과 통증이 수반되는데, 감기와 비슷해 초기 치료시기를 놓치는 경우가 통상적이다. 감기 등 전조증상이 없이 갑자기 포진이 나타날 수도 있으며 부근의 임파절이 부어오른다. 초기에는 국소적인 붉은 얼굴점이 나타나고 이어 녹두알 크기로 포진이 밀집된 형태로 수포를 형성하며 통증이 증가되는 것이 특징이다.

대상포진은 포진 후 피부 흉터와 람세이헌트 중후군, 안부 대상포진 등 이차 감염 및 합병증이 문제이다. 피부에 흉이 생기면 과로 등 면역저하가 보일 때 상처 부위가 포진 초기같이 통증이 심해진다. 또한 안면신경, 청각신경 등에 침범하여 귀의 외이도에 수포를 형성하는 데 극심한 통증과 안면마비, 청각 장애 등이 나타난다. 포진 바이러스가 위 눈꺼풀에 감염되는 경우 안부 대상포진은 각막결막에 염증이 생겨 눈병으로 번지는데 면역력이 떨어진 젊은이에게 자주 발생하며 수시로 증상이 재발되는 악순환이 계속된다. 그러므로 근본적인 대상포진을 치료하려면 증상과 함께 포진 후 신경통을 같이 없애는 한편 재발의 연결고리를 끊어야 한다.

동양의학에서 보는 대상포진은 기혈순환의 흐름이 원활치 못해 오장육부의 협조체제가 제대로 이루어지지 않아 균형이 깨져 인체의 정기가 약해지면서 병이 온다고 본다. 발병의 근본원인인 기혈 부족과 허로를 치료하여 오장육부를 조화롭게 해 면역기능을 높인다. 통상적인 치료는 열독증, 기체혈어증, 습성증, 간음허증의 4종류로 구분한다. 발병 초기에는 증세가 극렬한 열독증과 증세가 다소 가벼운 습성증으로 구분해 치료한다. 중기 이후는 피진이 가라앉은 뒤에도 통증이 지속되거나 예민하고 짜증을 잘 내는 체혈어증과 포진이 나은 후에도 통증이 계속되거나 이명과 피로감이 심한 간음허증으로 나누어 다스려야 한다.

대상포진 예방으로는 면역력 강화, 스트레스 적극 해소, 규칙적인 균형감각을 유지해야 한다.

6

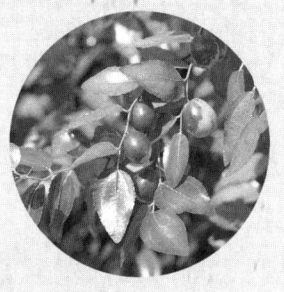

건강한 성생활이
행복한 인생을 만든다

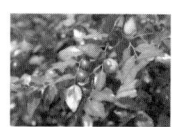

인간이 살아가는데 가장 큰 즐거움을 느끼는 것들로 먹는 즐거움과 성생활이라고 했다. 현대인들은 지나친 격무와 복잡한 생활로 차츰 성생활에 대한 만족과 기쁨보다는 걱정과 불안에 시달리고 있다. 우리가 건강하고 행복하게 성생활을 누리기 위해서는 어떠한 마음가짐과 건강한 관계를 가져야 하는 것일까? 요통과 성생활의 영향, 조루증, 남성 성기능 장애, 여성의 행복한 성 즐김에 이르기까지 향수에 젖은 남성과 해방구를 꿈꾸는 여성들이 지혜롭게 가 닿을 수 있는 아름다운 성생활의 바로미터를 제시해 본다.

건강한 성생활이
행복한 인생을 만든다

 요통과 성관계의 영향

성경 말씀에 "부부는 화목해야 한다."고 해서 매주 화요일과 목요일은 꼬박꼬박 사랑을 나누던 부부가 어느 날 갑자기 생긴 허리 통증으로 잠자리관계에 빨간 불이 켜졌다. 허리가 아픈 게 아무래도 부부관계를 너무 자주 해 생긴 화근 같아서 다 나을 때까지 밤일을 일단 접어야겠다고 씁쓸해 하는 부부가 있었다.

사람들은 대부분 허리에 문제가 생기면 성생활을 못하는 것으로 알고 있다. 또한 허리디스크는 성생활 때문에 생기거나 더 악화된다고 생각하고 있다. 통상적으로 주위에서 아는 사람이 허리 아프다고 하면 안됐다는 생각보다 속으로 웃음이 나고, 얼마나 밤일을 심하게 했으면 저럴까 의심을 하며 제발 대충 좀 하라고 농담하고 싶어진다. 하지만 허리가 안 좋아지면 성생활을 못하게 되는 것일까? 그건 정도의 차이이기 때문에 그렇다 아니다고 단정지어 말할 성질의 것은 아닌 것 같다. 버벌리 휘플 교수는 섹스는 요통, 척추통을 없애 준다고 하였고, 미국 생리학자 웨스트 하이버도 오르가즘은 가장 효과적인 근육 이완제로 온몸의 근육이 이완되면서 통증이 사라진다고 했다. 《섹스의 치유능력》이란 책을 쓴 주디스 삭스 박사도 오르가즘 때 분비되는 엔돌핀은 요통, 편두통 등의 통증을 6시간 정도 완화시켜 준다고 하였다. 성생활이 허리 통증을 감소시켜 주는 이유는 인체과학적으로 설명될 수 있다. 성행위 시 우리 몸의 말초신경 중에 접촉을 전달하는 신경은 굵은 신경이고, 허리에서 오는 아픈 통증을 전달하는 신경은 가는 신경이다. 인체의 접촉신경은 통증신경보다 3~5배 정도 빠르게 전달되어 우리 몸의 척추 후각에서 허리로 오는 아픈 감각을 억제한다. 따라서 성행위 시 우리 몸에서 폭발적으로 분비되는 자연 진통제인 엔돌핀은 허리에서 오는 통증을 억제한다. 또한 오르가즘 후의 몸의 이완도 통증을 감소시키고 허리 근육과 뼈를 튼튼하게 한다. 여성에게는 에스트로겐을 분비시켜 칼슘이 뼈에 잘 흡수되게 하여 골다공증을 예방해 주고, 남성에게서는 테스토스테론이라는 호르몬을 증가시켜 뼈와 근육을 발달시킨다. 성행위 시 골반과 허리의 움직임은 배와 허리근육을 단련시켜 허리를 강하고 유연하게 하고, 깊은 숨은 산소를 우리 몸 구석구석까지 전달시켜 신진대사를 활발하게 한다. 그러나 허리가 약한 사람들은 통증을 유발하는 체위는 피하고, 가급적 골반 움직임을 적게 하는 체위를 선택하는 것이 바람직하다. 아무리 튼튼한 허리를 가졌다고 허리를 너무 믿고 무리한 체위로 척추에 무리를 가하는 것은 자칫 허리를 망가뜨려 두고두고 고생할 수가 있기 때문이다. 인체는 반평생을 쓰고 나면 하나 둘 고장이 나기 쉽다. 어떤 사람은 성한 곳이 하나 없고, 온몸이 다 아프고 안 쑤시는 데가 없다고도 한다. 이럴 때일수록 아파트 관리비 내듯이 전문가의 도움을 받아 내 몸도 더 망가지기 전에 관리해야 한다.

조루증의 한계

부부생활은 성관계의 화합이다. 부부생활은 행복하고 만족스러워야 하고 두 사람이 다 같이 누려야 한다. 행복한 성생활, 이것은 인간만이 추구할 수 있는 사랑의 욕망이며 희망이다. 이것을 충족시키기 위해 옛날부터 많은 연구를 해왔다. 인간은 자연의 순리에 따라 행동할 때 몸의 음양 조화를 맞추어 원기를 기를 수 있고, 질병은 음양의 불균형에 의해 발병한다. 양기를 기르는 방법이 양생법인데 동양의학에선 이를 중요시한다. 인도의 카마스트라, 유태교의 탈무드, 중국의 소녀경 같은 경전들이 다 나라마다의 노력과 임상에 의한 성의학 대전이다. 성은 먹는 것과 함께 인간의 2대 본능이다. 따라서 잘못된 식생활, 운동결핍증, 전희 없는 사랑에 건강을 해치는 것처럼 성생활도 무리하거나 조급하여 음양 균형을 파괴하면 여러 가지 질환을 만들고 저항능력도 떨어져 수명도 단축한다. 동양의학에선 방중술의 양생법도를 익혀 조화를 찾으면 건강하고 즐거움도 찾는다고 했다. 조루는 엄격히 따져 병이 아니다. 남녀의 성의 특징은 여성에게 사정하는 것으로 끝이 나고 그것으로 만족한다. 남성 조루는 자기 중심적이고 소박한 것이라 할 수 있는데, 부부생활은 모두가 행복을 느끼자는 것인데 조루가 문제이다. 부부생활에서 가장 중요한 것은 부부 중 한쪽은 몸을 건강하게 하고 다른 한쪽은 건강을 해쳐서 쾌락을 읽어버려 불만이 오면 안 된다는 것이다. 그러므로 부부생활 중 조화를 맞추면 사랑과 건강 그리고 행복을 얻을 수 있지만 조화가 맞지 않으면 기쁨도 없고 건강과 사랑도 잃어버리게 된다. 행복한 사랑의 비결은 무엇일까. 남성들은 흥분이 고조되면 참지 못하고 사정한다. 젊은 남성들 중에는 조루로 고민하는 사람이 상당히 많다. 조루는 어떤 기관이 나빠 일어나는 현상이 아니라 정신적 상태에서 기인한다 할 수 있다. 남성은 누구나 일찍 끝이 난다. 이러한 일은 조금도 이상하거나 잘못된 것이 아니다. 신체상의 기관의 문제라기보다는 마음의 문제라 할 것이다. 불안감, 초조감, 흥분과 긴장감, 사정의 쾌감으로 조루현상을 만든다. 그러나 시간이 지나면 요령이 생겨 억제하는 방법을 터득하게 된다. 마음을 조급하게 갖지 말 것이며, 스스로 조루라고 걱정하지 말고 자신감을 가지고 자제력을 길러 승리할 수 있도록 협력을 청해야 조루로부터 해방될 수 있다.

성생활을 조심하라

 방사(房事)를 조심하지 않으면 반드시 일찍 노쇠한다.
《소문(素問)》〈상고천진론(上古天眞論)〉에는 "술을 물처럼 마시고 망령된 짓을 일상적으로 하며, 술에 취해서 성생활을 반복하여 그 정(精)을 마르게 하고 그 진기(眞氣)를 소모하고 흩어서 정기의 충만함을 보존할 줄 모르며 때에 맞게 정신을 가다듬지 못하고 그 마음을 유쾌히 하는 데에만 힘써서 양생의 즐거움을 거스르고 기거에 절도가 없으면 50세에 노쇠하게 된다. 그러므로 지혜로운 자가 양생할 때는 반드시 사시(四時) 및 사계(四季)에 순응하여 그 기후변화에 적응하며, 노여움이나 즐거움이 지나치지 않도록 조절하고 거처를 편안하게 하며, 음양(陰陽)이 치우치지 않도록 절제하여 강하고 부드러움을 조화시킨다. 이렇게 하면 사시의 부정한 사기(邪氣)가 침입하지 못하므로 장수한다."고 하였다.
 동양의학에서도 그 유명한 손사막(孫思邈) 선생은 정욕을 함부로 하면 그 명(命)이 아침 이슬과 같다, 정(精)이 줄어들면 병이 들고 정

(精)이 고갈되면 죽는다고 하였다. 최대한 방사(房事)를 절제하여 보정양생(保精養生)해야 한다. 《수세보원(壽世保元)》에는 "정(精)은 신(腎)의 주인이다. 함부로 색(色)을 생각하면 정을 상하게 된다."라고 기록되어 있다. 인간은 태어날 때 품부(稟賦:타고난 체질을 말하는 것이며, 후천적으로 질병에 의하여 허약해진 것이 아니라 선천적으로 타고난 체질이 허약하여 질병에 취약하고 힘을 쓰지 못하는 것이다)가 약한 사람이나 손상시켜 일찍 허약한 자는 진음(眞陰)의 근본이 허쇠하다. 신수(腎水)가 한번 부족해지면 화(火)가 성한다. 이는 욕정(欲情)에 따라 멋대로 방사(房事)하면 신정(腎精)이 손상되어 장부(臟腑)에 영향을 미치는데 천명(天命)에 장애가 되므로 반드시 방사를 삼가고 조심해야만 정(精)을 보전하여 장수(長壽)할 수 있음을 설명한 것이다.

향수에 젖은 남자와 해방구를 꿈꾸는 여자

사람의 한해의 운은 그해 수호동물인 12지 동물의 성격, 형태와 많이 닮았다고 생각하는 사람들이 많다. 양띠 해는 양을 닮아 평화롭고, 말띠 해는 말을 닮아 활기차다고 생각한다. 우리는 띠를 가지고 태어나 어른들로부터 그 동물의 좋은 덕성과 의미를 들으면서 자신을 동일시하려고 했다. 만약 올해가 돼지해라고 하면 우리는 뭘 기대하는 걸까. 우리는 그저 더럽고 많이 먹는다는 이미지만 떠

올릴 뿐이다. 보기보다 깔끔한 데가 있는 돼지는 억울할 것이다. 새끼 돼지가 여러 개의 어미 젖꼭지 중 자기에게 할당된 것 말고는 넘보지 않는다는 것, 어미는 새끼들 모두가 젖을 물었다는 것을 확인한 다음에야 젖을 흘러 내보내는 습성이 있다. 그런데 IQ가 돼지와는 비교가 안 될 정도로 높은 인간은 어떤가. 내 것인지 남의 것인지 다 알면서도 남의 것을 탐낸다. 기혼여성 49.4%가 외도를 하고 있거나 과거에 외도를 한 적이 있다는 충격적인 조사가 나왔다. 사람이 살면서 한번쯤은 결혼식장에서 맹세한 서약의 사슬에서 벗어나 즐기고 싶은 게 인지상정. 같은 수박이라도 주인 몰래 따먹는 수박이 더 맛있다는 데 몰래 하는 사랑 놀음은 얼마나 짜릿할까. 오랜만에 가슴 떨리는 사랑을 해보고 싶다는 것이다. 번개팅이든 미팅이든 부킹이든 상관없이….

남성들도 예외는 아니다. 하루에도 수억 마리씩 생산해내는 정자를 주체할 수 없어 아예 본능에 충실하겠다고 작심한 분류들도 적지 않다. 최근 관련 조사를 보면 기혼 남성의 88.5%가 기회가 닿으면 배우자 외의 여성과 섹스를 하고 싶다는 대답을 했고, 78.0%가 실제로 배우자 이외의 여성과 섹스를 한 경험이 있다고 응답했다. 자신의 정자를 하나라도 더 퍼뜨리고 싶어 하는 것은 수컷의 본능이라고 한다. 그런데 평생에 난자 400개만 소수 정예로 만들어내는 여성은 어떻게 설명해야 하나. 여자가 결혼하는 배우자는 자신과 아기를 안전하고 편안하게 살게 해줄 능력 있는 남자라고 생각해서 결혼을 한다. 그리고 나서도 왜 바람을 피울까. 한마디로 종족 보존과는 상관없는 섹스 그 자체를 즐기고 싶어 하는 것이다. 바람피우는 여성은 배우자와 정서적으로 소통이 잘 안 될 때, 남편보다 성적 매력이나 재력이나 지적 능력이 뛰어난 남성을 만났을 때, 적극적인 유혹을 받았을 때 새참을 먹고 싶은 충동이 생긴다고 말한다. 쾌락, 호기심, 모험의 욕망을 못 이겨 일상의 궤도에서 잠깐 이탈해 버리는 것이다.

농경시대에 태어난 중년 남성들은 젊은 시절 산업시대의 역군을 자부하면서 뼈빠지게 일만 했고 이제 머리 희끗희끗해지면서 정보화의 바다를 표뮈하는 신세가 되었다. 이들은 시대가 바뀌면 눈치껏 바뀌어야 하는데도 기득권의 향수에만 젖어 안주하였다. 그 사이 여성들은 곳곳에 해방구를 만들어 왔다. 불쌍한 남성들이여 어쩌겠는가. 적응을 하든지, 변신하든지 해야지 공룡처럼 멸종당할 수는 없지 않은가. 뜨거운 감자는 호호 불어가며 입술이 데지 않게 잘 다뤄야 한다. 옛 생각만 하다 금 가는 것은 시간문제다. 남의 떡이 더 큰 거 같아 작은 눈 크게 뜨고 짧은 목 길게 늘여 휘둘러보면서 바람도 쏘여 보지만 정신을 차렸을 땐 씁쓸레한 상처뿐이다. 일부일처제의 비극이라고 한탄만 하고 있을 수는 없지 않은가. 돼지보다 못한 인간이 될 수는 없지. 아무리 여성해방구 시대라고 하지만 원초적 욕망대로만 살 수는 없다. 무엇이든지 있어야 할 곳에 있는 게 자연스럽지, 내 것이 아닌 걸 탐하면 돼지나 다를 게 없다. 남의 것에 신경 끄고 내 것에 신경 써야 할 때다.

남성 성기능 장애는 마음부터 안정시켜야 한다

 남성이 건강하고 정상적인 성기능을 발휘하기 위해서는 성욕-발기-성기 결합-사정-쾌감-이완 등의 일련의 과정을 거쳐야 한다. 이러한 과정 중에서 한 가지 이상이 빠지거나 불충분했을 때 성기능 장애라는 누명에서 벗어날 수 없다. 성기능 장애는 크게 발기가 만족스럽게 되지 않는 발기부전, 성기 결합이나, 사정 과정이 문제가 되는 조루증 등이 있다. 성기능 장애가 발생하면 당장은 큰 병이 아니더라도 삶의 질에 심각한 문제를 드러내며, 일상생활 속에서도 무기력감과 자신감 저하 등을 동반하기 쉽다. 성기능 장애를 유발하는 명확한 원인 질환이 있는 예도 있지만, 각종 검사를 받아도 뚜렷한 원인을 알 수 없는 경우도 많다. 또한 부끄러워 마음에 이런 사실을 쉬쉬 하고 넘어가거나 나이 탓을 하는 경우가 대부분이다. 발기부전은 성인병의 3대원인인 고혈압, 당뇨병, 심장 질환 등 대사 관련 질환자에게서 대부분을 차지한다. 나이를 먹을수록 그 빈도가 대체로 증가하는 경향을 보인다. 젊은 층에서는 지나친 긴장감 등 심리적인 원인으로 말미암아 성기능 장애가 나타나는 사례도 많다. 이런 증상이 있는 젊은이들은 대체로 성욕이 있고 반응 역시 나타나지만 특정 조건에서 성교를 할 수 없는 예가 대부분이다. 조루증은 상대자를 절정감에 도달시키지 못하고 걷잡을 수 없이 사정하는 증상을 의미한다. 주관적인 증상이 중요하며, 젊은 층에서도 흔히 보이는 증상들이다. 주로 지나친 긴장감이나 성교의 미숙함, 장기간의 금욕 등으로 나타나기도 하며, 지나치게 음경 신경에 예민한 경우도 있다. 일반적으로 나이가 들면 사정을 막고 있어야 할 폐쇄근이 늘어져 조루가 나타나기도 한다.

동양의학에서는 발기부전을 양위(陽委), 조설(早泄)로, 조루를 당문파(當門破) 등으로 이야기하는 문헌들이 많다. 특히 동양의학적인 치료는 단순 성기능뿐만 아니라 전반적인 신체기능의 향상을 기준으로 다스리는 것이 특징이다. 잘못하여 억지로 성기능만 활발하게 하는 것은 전반적 몸의 상태를 깨뜨려, 오히려 건강을 크게 해칠 수 있다고 보기 때문이다. 크게 몸의 상태가 약해져 있다고 진단해 몸을 보익하는 치료를 하기도 하고, 스트레스 또는 성관계를 잘 하지 못하는 데 대한 두려움, 죄책감 등으로 비롯된 공포를 원인으로 보고 마음을 안정시키는 치료를 하기도 한다. 또한 지나치게 예민하거나, 육식이나 음주 등으로 그 찌꺼기가 남아 생긴 것으로 판단하여 불필요한 찌꺼기를 제거하기 위한 방법도 찾는다.

성기능에 자신이 없는 사람들은 무엇보다도 평소 규칙적인 운동을 하고, 편안한 마음을 지니는 것이 중요하다. 자신의 체력을 뛰어넘는 육체적, 정신적 노동은 피하는 것이 도움이 된다. 또한 지나친 음주 등으로 몸을 허약하게 만드는 것도 피해야 한다. 평소 잦은 자위행위 등도 금해야 한다. 숨기고 불안하게 생각하기보다는 적극적인 치료로 만족스러운 성생활은 물론, 잃어버린 자신감과 생활에

활력소를 찾아야 폐쇄되기 전으로 회복될 수가 있다.

열애의 중요성

"일반적인 조루증의 한계는 어디까지인가?"

성기 결합 후 사정까지의 시간은 질 내 삽입 후 사정할 때까지의 질 내 체류시간이 조루증의 기준이 될 순 없지만 임상적으로 참고하기 위해 가끔 묻는 질문이다. 10분 정도론 아내가 불만이어서, 또한 10분씩이나! 보건사회연구원 조사에 의하면 우리나라 남성들의 평균 질 내 체류시간이 3-5분임을 상기해 보면 평균치를 훨씬 상회하는 능력이다. 그런데도 조루라니, 그야말로 상대적 빈곤감이다. 그래서 조루의 개념을 시간에만 설정할 수 없는 이유가 자명해진다. 문제는 조루의 정의가 애매모호하다는 것이다. 거실 문을 열고 30초 정도 앉아 있다 인사만 하고 대문을 나서는 싱거운 남자, 그래도 남자 자신이나 상대 여성이 만족스럽다면 그건 결례가 아니다. 반면 10분 이상 객실에 처박혀 온갖 기괴한 몸짓으로 일진일퇴 설쳐대도 호스트의 감탄을 자아내지 못하면 그건 주인에 대한 무례다. 또한 일어서서 일할 채비만 갖추면 앞 뒤 가리지 않고 금세 일터에 투입, 한사코 왕복운동에만 매달리면 여자는 열을 받기는커녕 아직도 미지근해하는데 그만 일통을 저지르고 만다. 폐수를 무단

방류시킨 것이다. 관중이 흥겨워하기도 전에 혼자서 북 치고 장구 치고 자진하여 나자빠지는 싱거운 남자. 그래서 멀쩡한 남자들이 조루증 환자취급을 받게 된다. 섹스에 무슨 기술이나 작전이 있는 것은 아니다. 하지만 기계가 지닌 고유기능을 제대로 활용하기 위해서는 그 기계의 매뉴얼을 잘 익혀 제대로 사용해야만 기기의 효율성을 극대화할 수 있을 게 아닌가. 전희는 길게, 삽입은 늦게, 섹스에 참여하는 남성의 첫 번째 수칙이다. 전희란 함께 가는 섹스를 구사하기 위한 필수 요건이다. 열락의 구름을 타고 부유하는 여성이 격정의 폭우를 만나면 페니스의 방문을 간절히 갈구한다. 이때가 바로 삽입의 타이밍이다. 이 순간을 모른 체하면 여잔 절망한다. 남자는 열심히 풀무질에만 몰두하라. 그리고 페니스 삽입의 열쇠를 여자 손에 쥐어 주라. 여자가 극치감으로 치닫는 과정에서 페니스 삽입을 열망하는 시기가 있다. 그때가 호기다. 여자의 클라이맥스는 질 내부에서만 만들어지는 것이 아니다. 발기된 페니스를 포용한 상태에서만 오르가즘을 느끼는 여성은 20%에 불과하다. 자동차 엔진의 예열로 상대적 빈곤을 초래한 조루 아닌 조루증을 극복할 수 있어야 한다.

최고의 웰빙 건강법은 성생활

요즘 세대는 운동 하나쯤 제대로 하지 않으면 원시인 취급을 받는 시대다. 전통적인 달리기는 물론이고 피부미용, 조기등산, 골프, 축구, 수영, 웰빙 요가니, 웰빙 헬스니 해서 다들 건강에 많은 시간과 돈을 투자한다. 나이가 들면서 몸이 예전처럼 쉽게 따라주지 않는다. 그러나 너무 걱정할 필요 없다. 건강을 지켜주면서 즐거움까지 주는 최고의 운동법은 규칙적인 성생활이다. 성생활은 일반적으로 생각하는 것보다 열량 소비가 엄청나다. 예를 들어 일주일에 3회의 성생활을 갖는다고 가정하면 1년에 1만 칼로리를 연소시키는 셈이 된다. 피스톤운동을 하면 복근과 척추 근육이 달련되며, 오르가즘을 느낄 때의 강력한 근육 수축 효과는 신진대사에 큰 도움이 된다. 열정적으로 키스를 할 때는 한번에 12칼로리의 열량이 소모된다. 물론 한끼 식사량의 칼로리에 비하면 턱없이 적은 양의 칼로리지만 이만큼 칼로리를 소비할 수 있다는 것은 좋은 일이다.

더욱 중요한 것은 노화방지효과다. 성생활을 하면 숨이 거칠어진다. 이때 산소 흡입량과 폐활량을 증가시켜줘 혈액이 산소를 몸 구석구석으로 운반시켜 준다. 자연히 심장의 박동이 빨라지고 피의 흐름이 좋아지므로 혈관이 막힐 일도 없다. 영국 남성을 대상으로 실시한 2012년의 한 연구보고서에 따르면 잦은 성생활이 치명적인 심장 질환을 막아주는 효과가 있는 것으로 나타났다. 여성의 경우 성생활을 하면 생리가 규칙적으로 변하는 것을 경험하기도 한다. 이는 꾸준한 성생활은 여성 호르몬 중 하나인 에스트로겐의 혈중 농도를 높여 생리주기를 규칙적으로 바꿔주기 때문이다. 또 성생활은 혈액순환이 잘 되며 피부에 윤기가 돌게 한다. 성생활은 스트레스를 해소시켜 준다. 콘돔을 쓰지 않는 것이 더 좋다. 미국 뉴욕주립대 학생들을 대상으로 한 연구결과에 따르면 성생활은 여성들의 우울증 해소에 효과가 있는 것으로 나타났다. 또한 콘돔 없이 성생활을 한 여성은 콘돔을 사용했거나 성생활을 하지 않는 여성에 비해 우울증 증세를 덜 겪은 것으로 드러났다. 이는 남성 정액이 여성의 질에서 매우 좋은 역할을 했기 때문이라는 분석이다. 문제는 성생활이 제대로 이뤄지지 않았을 때다. 이때는 스트레스가 오히려 증가하게 된다. 정상적인 성생활이 불가능할 정도라면 하루 빨리 전문가의 도움을 받아 회양시켜 최고의 건강법에 도전해야 한다.

노년 문턱의 남성들은 기능 장애에 신경을 써라

아주 옛날부터 수많은 민족들이 정액을 신비로운 사랑의 마력을 갖는 약재로 여겼다. 인도에서는 정액을 미약으로 간주해 음식물에 넣거나 알약 형태로 만들어 먹었다. 로마에서도 어린 처녀를 유혹하기 위해 음료나 음식에 타 먹였다. 독일에서는 과도한 방사 끝에 정력이 떨어졌거나 발기부전이 됐을 때 소년의 정액을 손에 받아 마셨다. 사람의 정액을 받기가 쉽지 않자 동물의 정액으로 대신하기도 했다. 동물의 고환을 요리해 먹거나 몸에 바르는 것도 성행했다. 스페인 왕 돈 페르난도는 여성을 완전 정복할 요량으로 소 고환 요리를 먹었다고 한다. 프랑스의 물리학자 브론 세카르는 회춘을 위해 개와 물개의 고환 엑기스를 음부에 발랐다고 전해진다.

어떻든 남성의 성기능 장애는 성욕-발기-사정-쾌감 등의 과정에서 문제가 생기는 것이다. 발기부전에서 무시할 수 없는 인자는 바로 품부허약(稟賦虛弱:선천적으로 타고난 체질이 허약하여 질병에 취약하고 힘을 쓰지 못하는 경우)과 노령이다. 이 증상은 윗대부터 집안 내력을 무시할 수 없으며 나이도 속일 수 없다. 원인은 크게 4가지 유형으로 나눈다. 첫째, 명문화쇠(命門火衰)다. 발기가 돼도 강직도가 낮다. 머리가 맑지 않으며 권태가 심하다. 추위를 잘 타고 수족이 냉하고 정액도 묽다. 둘째, 심비허손(心脾虛損)이다. 심장이 뛰고 꿈이 많아지며 숙면을 취하지 못한다. 몸이 나른하면서 얼굴이 누렇게 들뜨고 항상 묽은 변을 본다. 셋째, 간울불소(肝鬱不疎)다. 간기능 장애나 당뇨병 등에 의한 장애가 이에 속한다. 넷째, 습열하주(濕熱下注)다. 음낭이 축축해지고 심할 때는 부어올라 아프기까지 한다. 아울러 소변색이 붉고 배뇨 때 작열감이 느껴지기도 한다.

최근 여성가족개발원이 노인의 성생활 및 가치관 분석보고서에 의하면 응답자의 54.4%가 최근 1년간 성관계를 했다고 답했으며, 파트너는 배우자가 가장 많았지만 이성 친구, 원나이트, 성매매로 조달했다는 이들도 있었다. 성관계를 갖지 못한 사람들 중 남성은 상대가 없어서, 여성은 관심이 없어서를 꼽은 이가 가장 많았다. 고령

사회로 진입하면서 노인의 성문제가 관심을 받고 있다. 로맨스 그레이를 넘어 로맨스 화이트 시대로 접어든 셈이다. 누가 노인의 사랑을 주책없다 하는가. 노인도 정신적, 육체적 사랑을 할 권리가 있다. 노인들도 건전한 교제를 위한 사회적 관심과 지원이 따라야 한다.

자신의 성능을 스스로 관리하기

남자들의 심볼인 고환은 정자를 생산하고 남성호르몬을 분비하는 어느 기관보다도 중요한 기관이다. 남자의 성적 스테미너의 원산지로 기능에 따라서 개인의 성적 능력이 결정되기도 한다. 고환의 기능이 최적화 될 수 있는 환경을 위한 가장 중요한 조건 중 하나는 고환의 온도 관리이다. 고환의 온도가 너무 상승하게 되면 고환의 기능은 저하돼 정자를 만들고 남성호르몬을 분비하는 능력이 떨어지게 된다. 따라서 남성의 성적 능력이 저하될 수 있다.

고환의 기능이 가장 최적화되는 온도는 체온보다 4-5도 낮은 31-32도 정도다. 예로부터 일본에서는 고환의 기능을 향상시키고 젊음을 유지하게 하는 한 가지 방법으로 오금법이라는 것이 있었다. 일종의 세포 강화법으로 매우 합리적인 방법이어서 현실적으로 적용될 수 있다. 오금법의 다섯 가지 방법은 냉금, 압금, 찰금, 선금, 적금이다. 고환의 냉수 마찰, 고환을 손바닥으로 새게 쥐는 행동, 음낭과 고환을 가볍게 마사지하는 행동, 뜨거운 물로 씻은 다음 차가운 물로 씻어 닦는 것, 끈으로 묶어 올리는 방법을 말한다. 압금과 찰금은 일상생활 중에서도 TV를 통해 볼 수 있으며, 혹은 잠자리에 들면서도 가능한 방법이고, 급냉과 선금은 목욕이나 샤워를 할 때 실천할 수 있다. 무더운 여름철에는 고환의 기능 향상을 위해서 시원한 냉금법이 도움이 된다. 또한 평소 통풍이 잘 되는 헐렁한 팬티를 입어 자유롭게 하는 것이 도움이 된다. 팬티를 입지 않고 지내는 것도 도움이 된다. 옛날 일본 남자들이 입었던 훈도시는 성기능을 높이는 가장 합리적인 속옷이었다고 할 수 있다. 양쪽 골반 뼈 부근이 열려 있기 때문에 통풍이 잘 돼 고환을 항상 차갑게 한다. 고환을 압박하지 않고 자유롭게 흔들릴 수 있도록 한다는 점과 냉각기능에 도움이 된다는 점도 이상적이다. 요즘과 같이 추운 겨울철에는 전기를 이용한 고온 방석이나 체온을 보호하기 위해 두꺼운 속옷으로 자칫 고환의 온도를 상승시키기 쉽다. 휴식이나 수면 시간만큼이라도 헐렁한 팬티를 입는 것이 가장 바람직하다.

7

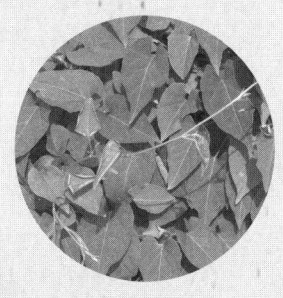

여성이 건강해야 자녀가 건강하다

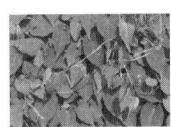

지구상의 절반은 여성이고, 여성이 건강해야 자녀가 건강하다. 여성이라서 특별한 다양한 부인병과 임신, 출산, 산후조리에 이르기까지 생명을 가꾸고 올바른 아이로 키우기 위한 여성들의 건강관리는 눈물겹기까지 하다. 건강한 2세를 탄생케 하는 건강한 임신법에서부터 불임 관리, 산후조리와 여성질병에 이르기까지 여성이라면 특별히 신경쓰이는 여성병에 관한 예방과 처방의 모든 것을 제시한다. 또한 어린이들의 건강한 삶을 위한 어린이 비만 관리, 정서불안 관리, 성장기 발달 관리, 어린이 아토피, 소아 야뇨증 관리에 이르기까지 예방 차원의 소아질병 관리의 노하우를 제시해 본다.

여성이 건강해야
자녀가 건강하다

 불임의 정의와 임신을 위한 필수조건

    사람이 사는 길은 자식을 낳는 데서 시작되고, 자식을 낳는 일은 여성의 생명인 경도가 순조로워야 한다. 불임이란, 아기를 낳을 수 있는 연령이 된 건강한 남녀가 결혼하여 피임을 전혀 하지 않은 상태에서 정상적인 부부생활을 하고 있음에도 불구하고 1년이 지나도 임신이 되지 않는 상태를 의미한다. 일반적으로 정상적인 부부가 피임이나 보조적 임신유도 없이 부부생활을 한다면, 1년 내에 약 85-90%가 임신이 되는 것으로 널리 알려져 있다. 그렇다면 그 반대로 10-15%에서 불임이 발생하고 있다는 의미이다. 남녀가 결혼을 해서 특별한 이유 없이 해가 바뀌어도 임신이 되지 않는다면 전문가의 도움을 받아야 한다. 그렇다면 왜 임신이 안 되는 것일까. 불임의 원인을 알아보려면 우선 임신이 어떻게 해서 이루어지는지 알아야 한다. 일반적으로 난자는 매달 한 번, 보통 하나씩 배란되는데 난자의 수명은 고작 하루 정도다. 바로 이때를 맞추어 부부 관계를 하면 남자의 사정된 정자가 여성의 질과 자궁을 지나 난관으로 들어간다. 한 번의 사정으로 사출되는 정자는 수천만 개에서 1억-2억 마리다. 그러나 난관까지 모두 살아서 도달하는 것은 아니며 그 중에서 가장 운 좋은 정자 하나만 난자와 만나게 된다. 이렇게 만들어진 수정란은 3-4일 후에는 자궁 속으로 보내지며 수정 후 5-7일째 자궁 내막에 뿌리를 내려 자리를 잡는다. 이것이 바로 착상이다. 이렇게 착상이 되어 자리를 잡아야만 정상적인 임신이 되는 것이다. 정상 임신에는 필수 조건이 반드시 갖추어져야 한다. 생리는 5일까지만 보고 5일 이상 지나면 출혈로 보아야 한다. 첫째, 여성이 정상적인 배란을 통해 난자를 생산해야 한다. 둘째, 남자는 건강한 정자를 만들어 내야 한다. 셋째, 정자가 여성의 자궁경관에서 자궁 속, 그리고 난관을 지나 난자와 수정해야 한다. 넷째, 수정란은 난관을 이동해 자궁내막에 정상적으로 착상해야 하는데 자궁내막이 정상적으로 착상을 할 수 있게끔 잘 발달이 돼야 한다.

   이러한 네 종류의 필수조건이 균형을 이루지 못하면 정상적인 임신이 안 되고 불가능한 불임이 되는 것을 참고해야 한다.

원인불명의 불임

불임의 원인은 통상적으로 늦은 결혼, 비만, 정신적 스트레스, 하복부 냉통 등으로 인해 난소나 자궁내벽의 기능이 약하거나 착상력이 좋지 않아 발생하는 기능성불임에서 비롯된다. 결혼한 부부 8쌍 중 1쌍이 불임부부이고 그 가운데 기능성불임이 전체 불임의 40%가량을 차지하는 통계를 보면 놀라지 않을 수 없다. 불임부부는 특별한 원인이 없다 보니 보통 인공수정이나 시험관 시술을 권유받는다. 하지만 수정과 착상에 성공하기 쉽지 않다. 모체의 자궁 상태가 약해져 있는 경우 수정과 착상이 이뤄지더라도 유산되기 쉽다. 각종 검사와 시술이 반복되면서 자궁내벽을 더욱 약하게 하여 습관성 유산에 이르게 한다. 이럴 때는 자궁내벽과 모체를 튼튼하게 하는 치료가 선행돼야 한다. 그래야 수정, 착상, 임신 유지, 출산까지 성공적으로 이어질 수 있기 때문이다.

동양의학적으로 볼 때 원인불명의 병은 없다. 불임의 원인에는 세 가지 주요한 원인이 있다. 먼저 자궁허한(子宮虛寒)증으로 자궁이 너무 냉해서 배란과 수정, 착상이 잘 안 되는 경우이다. 다음으로 하복부에 어혈이 뭉쳐 혈액순환이 안 되고 배란이나 착상이 잘 되지 않는 어혈(瘀血)증이 있다. 또한 과도한 스트레스로 기(氣)가 울체된 간기울결(肝氣鬱結)증이 있다. 그밖에도 각종 허혈증세가 있다. 신장과 자궁의 기능이 약해 여성호르몬이 부족하거나 배란이 잘 되지 않는 신허(腎虛)증, 체력이 약하고 기혈이 부족하거나 과로 누적으로 체력이 급격히 약해지는 기혈허약(氣血虛弱)증, 비만으로 자궁 내에 노폐물이 쌓여 임신을 방해하는 기허습담(氣虛濕痰)형 등이 이 부류의 불임 원인들이다.

동양의학적인 불임치료는 여성의 규칙적인 생리에 목표를 둔다. 생리주기와 호르몬 분비기능을 정상적으로 조정하는 방법이다. 《동의보감》〈부인문(婦人門)〉에는 자궁이 냉해 임신하지 못하는 것, 어혈이 머물러 있어 임신을 못하는 것, 칠정(七情)이 상해 임신하지 못하는 것, 충맥과 임맥이 허손되고 자궁 안에 오랜 병이 있어서 임신을 못하는 것, 부인의 음혈이 부족해 임신하지 못하는 것은 모두 월경이 고르지 못해 임신이 되지 않는 것이라 했다.

동양의학적으로 임신을 할 수 있게 하려면 온경탕, 조경종옥탕, 호박조경환, 제음단, 사물탕 등으로 먼저 봄철에 밭에 퇴비를 넣고 토양을 가꾸어 농사를 짓는 경우와 같이 월경을 고르게 해야 한다고 했다. 이러한 한약재로 월경을 고르게 하고 체질, 생활습관, 식습관 등으로 균형 잡힌 건강 상태를 만들어 준다면 기능성 불임에서 벗어날 수 있다.

건강한 임신을 위해서는 편식을 삼가며 음식물을 골고루 섭취하고, 항상 하복부를 따뜻하게 해야 하며, 너무 꼭 끼는 속옷은 피하는 것이 좋다. 특히 원하는 대로 임신이 안 된다고 불안해하지 말고, 규칙적인 운동이나 취미생활을 하면서 스트레스를 받지 않도록 지혜로운 생활을 영위해야만 소기의 목적을 달성할 수 있다.

태교법

우리나라의 태교는 허준(許浚)의 《동의보감(東醫寶鑑)》 등 여러 고전에 단편적으로 나와 있으며, 조선시대의 《언문지(諺文誌)》의 저자인 유희의 모친인 사주당 이씨가 집대성한 태교서적이 동서양을 통틀어 종합적이고 체계적으로 서술한 첫 번째 본격적인 태교 연구서이다. 이 책에는 태교법에 대해 다음과 같이 기록하고 있다.

첫째, 태교의 이치는 사람의 성품은 선천적인 것이요, 기질은 후천적인 것으로 사람의 기질은 부모에게서 이루어진다. 태교는 남녀가 동거하면서부터 시작되어야 하며 이때, 책임은 아버지에게 있고 수태 후 양육책임은 어머니에게 있다.

둘째, 태교의 효능은 태를 기르는 데 따라 다르다. 태(胎)란 성품의 근본이 되는 것이며 교(敎)란 후에 가르치는 것이다. 잉태 시의 환경이 태아의 성품에 막대한 영향을 미친다.

셋째, 태교를 이행하지 않고 태교에 힘쓰지 않음은 금수보다 못하다. 임부는 항상 성인의 어머니 행실을 배워 실행해야 한다.

넷째, 태교의 방법에는 분한 일은 태아의 피를 병들게 하고, 흉한 일은 태아의 정신을 병들게 하며, 천한 일은 태아의 기운이 병들고,

급한 일은 태아의 고질병이 생긴다. 그러므로 태아는 어머니의 칠정(七情)을 닮으니 임부 곁에는 항상 착한 사람과 좋은 일만 있어야 한다.

태교 시 금해야 할 일곱 가지 행동으로는 남을 해롭게 하는 일, 동물을 죽일 마음, 간사한 마음, 속이려는 마음, 탐내는 일, 시기와 질투, 남의 험담 및 훼방하는 일 등이 있다.

태교 중에는 칠태도를 지켜야 한다,

제일도(第一道)인 금기사항으로 첫째, 높은 마루나 바위, 기물 위에 올라가서는 안 되고 둘째, 술을 마셔서는 안 되며, 셋째, 무거운 짐을 지거나 험한 산길을 오르거나 위태로운 냇물을 건너서도 안 되고, 넷째, 밥을 먹을 때 색다른 이미(異味)를 먹어서는 안 된다.

제이도(第二道)인 임부의 언행에 있어서는 임부는 말이 많거나 웃거나 놀라거나 겁을 먹거나 곡하거나 울어서는 안 된다.

제삼도(第三道)인 기피해야 할 태교 장소로는 첫 달에는 마루, 둘째 달에는 창과 문, 셋째 달은 문턱, 넷째 달은 부뚜막, 다섯째 달은 평상, 여섯째 달은 곳간, 일곱째 달은 댓돌, 여덟째 달은 화장실, 아홉째 달은 문지방을 들었다.

제사도(第四道)인 임부의 행실에 대해서는 조용히 앉아 아름다운 말만 하고 아름다운 말만 들으며 성현(聖賢)의 명구(名句)를 외우며 예락(禮樂)을 들어야 한다고 했다. 또 삼불(三不)이라 하여 나쁜 말은 듣지 말고 나쁜 일을 보지 말며 나쁜 생각을 품지 말라고 하였다.

제오도(第五道)인 임부의 자세에 대해선 임부는 가로 눕지도 말고 기대어 앉지도 말고 한쪽 발에만 의지하고 서서도 안 된다. 다만 아이를 잉태한 홀수 달에는 왼쪽으로 가로 눕는 것이 허락되었다.

　제육도(第六道)인 임부가 가까이 해야 할 것으로 잉태한 지 석달 만에 아이의 기품이 형성되므로 높은 서상, 난봉, 주옥, 종고, 명향 같은 것을 가까이 두고 본다.

　제칠도(第七道)인 부부의 금욕에 대한 내용은 잉태 후에는 금욕해야 한다. 특히 산월에 부부생활을 하면 아이가 병들거나 일찍 죽는다고 했다.

　임신 중에 먹으면 좋은 음식으로 잉어는 자식이 단정하게 되고 소의 콩팥과 보리밥은 자식을 슬기롭고 힘세게 한다. 해가 되는 음식은 동물성 음식으로 닭고기, 계란, 양고기, 잉어회, 개고기, 오리고기, 토끼고기, 자라, 참새, 까치, 두꺼비, 당나귀, 말고기, 소라, 미꾸라지. 비늘없는 고기, 노루고기 등을 들 수 있다.

　인생이란 천지의 정기를 받아 출생을 한다는 것은 재언을 요하지 아니한다. 천지(天地)란 부모(父母)이니 부(父)가 천(天)이 되고 모(母)가 지(地)가 되기에 부모를 천지라 한다. 천지가 합덕한 연후에 만물이 발생한다. 인생이란 부모가 합덕할 적에 부부가 환락한 기분이 되었을 때 입태(入胎) 되어 출생한 아이는 천성이 순하고, 반대로 누구든 한편에서 기분이 나쁠 때 입태된 아이는 성질이 불량하여 사고를 잘 낸다고 하였다. 우리가 근간을 보아도 6.25 전후에 출생된 사람들 중에는 사고를 내는 사람이 많다는 것을 통계상 알 수 있다.

그 당시의 사정은 국가가 어수선하여 인심이 안정되지 못하였을 때 원인이 있다고 할 수밖에 없다.

산후조리의 종합

태아를 품고 있는 자궁은 세균이 없는 무균 상태이다. 또한 세상에 태어나는 바로 그 순간의 신생아의 장 역시 무균 상태이다. 하루 이틀 시간이 지나 신생아가 외부 환경과 접촉하고 또 모유를 먹으면서 신생아의 장에는 세균층이 조금씩 형성된다. 완전한 세균층이 형성되지 않은 신생아의 장은 연약하기 짝이 없다. 엄마젖 외에는 아무것도 소화시킬 수 없다. 6개월 정도가 되어야 겨우 이유식을 시작할 수 있어 죽 정도 먹을 수 있다. 이 말은 죽을 소화시킬 수 있는 장내 세균층이 형성되기까지 6개월이라는 긴 시간을 기다려야 한다는 뜻이다. 1년 정도 되었을 때 엄마젖을 떼고 이런저런 반찬과 함께 밥을 주식으로 먹을 수 있게 된다. 이 말은 고형식을 온전히 소화시킬 수 있는 세균층을 갖추기까지 1년이라는 긴 시간이 필요하다는 의미다. 이것만 봐도 우리의 장속에 상주하면서 우리가 먹은 음식을 소화시킬 수 있도록 도와주는 균 하나하나가 얼마나 소중한지 알 수 있다.

《황제내경(黃帝內經)》,《상고천진론(上古天眞論)》 등에서는 여성은 7

년을 주기로 생리적 변화가 일어난다고 하였다. 첫째, 여자가 7세가 되면 신기(腎氣: 사람이 활동하는 근본)가 성해지면서 젖니를 갈아 영구치가 되고 머리카락이 길어진다. 14세 이전까지는 주로 비특이성 질염 등이 발생하기 쉽다. 둘째, 14세에 이르면 천계(天癸: 월경을 일컫는 말)라는 물질이 생겨서 임맥(任脈: 경맥의 일종)이 통하고 태충맥(太衝脈)이 성하면서 월경이 시작되어 임신도 가능해진다. 이 시기에서 21세 이전까지는 생리가 불규칙하고 무배란성 월경 등이 있게 된다. 셋째, 21세에 이르면 신기(神氣)가 완전히 성숙해 사랑니가 나고 여성의 미를 갖추게 된다. 넷째, 28세가 되면 뼈가 충실해지고 모발(毛髮)이 길게 자라서 신체기능이 가장 성숙해진다. 다섯째, 35세가 되면 양명맥(陽明脈)의 기능이 쇠퇴한다. 얼굴에 나이가 들어 보이고 머리카락이 빠지기 시작한다. 여섯째, 42세에는 삼초경(三焦經)이 쇠퇴한다. 신체 윗부분부터 노화가 시작되어 머리가 희어지고 얼굴이 마른다. 일곱째, 49세엔 지도(地道: 땅의 기운)가 통하지 않기 때문에 임맥이 허해지고, 태충맥이 쇠약해지며, 천계가 고갈되어, 월경도 없어지고 모든 기능이 쇠퇴하면서 임신능력이 없어진다. 이 시기 이후에는 완공으로 인해 골다공증 등이 진행되며 자궁과 질의 위축으로 위축성 질염 등이 오기 쉽다.

다음은 시기에 따른 산욕기 관리법이다.

첫째, 1주 때는 무조건 안정을 취하면서 휴식과 수면을 적당히 해야 한다. 밤에 잠이 오지 않으면 우유를 따뜻하게 데워 마시고, 아기와 낮잠을 같이 잔다. 세면장이나 화장실은 걸어서 갈 수 있지만 다량의 출혈로 빈혈이 일어날 수 있으므로 가족들의 보호를 받으며 함께 간다. 자궁이 후굴 될 수 있으므로 너무 누워 있지 않는다. 산욕체조를 시작한다. 젖이 잘 나오도록 유방 마사지를 한다. 이때는 가족들의 도움을 받는다. 좌욕과 오로의 처리를 자주 해서 세균 감염을 막고 자궁 수축을 돕는다. 한꺼번에 너무 많이 먹지 않도록 한다.

 둘째, 체온조절은 이부자리를 펴두고 피곤할 때마다 쉰다. 체온조절을 위해 이불은 얇은 것을 여러 장 덮어 적정체온을 조절한다. 가사 일은 가족이나 산후조리를 해주는 사람에게 맡긴다. 산후체조나 신생아 옷을 갈아입히는 정도의 움직임은 회복을 위해 도움이 된다. 무거운 물건을 들거나 몸을 차갑게 하는 것은 금해야 한다.

 셋째, 신생아와 함께 낮잠을 자는 것이 좋다. 체온조절을 위해 이불은 여러 장을 준비해 덮는다. 움직임은 아기 기저귀 갈기나 목욕시키기, 옷 입히기, 간단한 청소, 취사 등 무리가 되지 않는 범위에서 육아와 집안일을 병행해도 좋다. 한밤중 수유로 잠이 모자라고, 아기 시중으로 피로한 상태이므로 한두 시간 정도의 낮잠을 자는 것도 좋다. 최대한 아기의 생활리듬에 하루 스케줄을 맞춘다. 산모가 지치지 않도록 육아와 가사는 가족 모두가 나누어서 하는 것이 좋다. 머리는 감을 수 있지만 상체를 앞으로 숙이면 현기증과 하복부 압박으로 인한 자궁출혈을 유발할 수 있으므로 다른 사람이 감겨주고 가급적 누워서 감거나 서서 감는 것이 도움이 된다.

☞ 산모에게 권장하는 영양소가 풍부한 식품군

단백질 식품	우유, 생선, 두부, 콩, 육류, 계란, 치즈, 건어물
비타민 식품	당근, 호박, 소간, 바나나, 완두, 계란 노른자, 버섯, 버터, 사과, 복숭아, 귤, 딸기, 토마토, 수박 등의 과일류. 시금치, 가지, 양파, 오이, 배추, 양배추, 무 등의 채소류
탄수화물 식품	밥(쌀, 보리), 감자, 고구마, 팥, 빵(밀, 옥수수)
철분, 칼슘 식품	우유, 치즈, 간, 미꾸라지, 병어포, 멸치, 새우 등 뼈째 먹는 생선, 푸른색 채소류, 분유, 김, 미역
지방 식품	버터, 식용유, 땅콩, 호도, 마가린

☞ 산모에게 별로 좋지 않은 식품군

식염	과다한 양의 식염 섭취는 부종과 임신중독증을 일으키기 쉬움
커피	과다한 커피 섭취는 수면에 지장을 주고 소변의 횟수를 많게 하므로 임산부에게 좋지 않음
차가운 것	입덧이 날 때에는 더운 음식보다는 차가운 음식이 좋으나 단번에 너무 많이 섭취하면 설사의 원인이 되므로 주의해야 함
향신료	고추, 겨자, 생강, 후추 등 자극성 향신료 중 식욕을 증진시킬 만한 소량은 별 지장이 없으나 임신중독증인 때는 피하도록 해야 함
알코올성 음료	태아에게 좋지 않은 영향을 주므로 피하는 것이 좋음
담배	흡연은 태아에게 산소와 영양 공급에 나쁜 영향을 주어 미숙아가 태어날 수도 있으므로 반드시 금연을 해야 함

넷째, 혼자서도 아기를 돌볼 수 있으며 외출도 할 수 있지만 장시간은 피하는 게 좋다. 몸에 이상이 없다면 이부자리를 걷어내고 임신 전의 생활로 돌아가도 좋다. 목욕은 오로가 끝나지 않았으면 피

하는 것이 좋다. 탕에는 들어가지 말고 따뜻한 물로 가볍게 샤워만 하는 것이 안전하다. 외출할 때는 바람에 노출되지 않도록 복장에 신경을 써야 하고 얇은 옷을 여러 겹 입고, 다리 관절에 부담을 주지 않는 굽이 낮고 편한 신발을 신는다.

다섯째, 5~7주는 임신 전의 상태로 회복되는 시기다. 성생활 및 목욕을 해도 무방하다. 아기와 함께 외출하여 일광욕이나 외욕을 해도 좋다. 통상적으로 원래의 몸무게로 회복되는 데 6개월 이내에 자신의 몸무게를 되찾지 않으면 체중을 줄이기 힘든다. 결혼 전의 사진을 붙여놓고 열심히 산욕체조를 강도 높게 해야 한다.

산후 비만증

산후 비만이란 출산 후 불어난 체중으로 인해 스트레스를 받는 주부들의 이상신체증상을 말한다. 임신 중에는 임신이나 수유기에 소모할 에너지를 대비하기 위해 생리적으로 소화, 흡수기능을 촉진시켜 에너지원으로서 지방을 미리 축적시키기 때문에 체중이 불어나는 것은 정상적인 현상이다.

문제는 임산부가 절제 없이 과식하여 지나치게 체중이 늘어난다든가, 산후조리 과정에서 오히려 체중이 더욱 증가하여 비만화되는 태아를 과도 성장시켜 출산 시 난산으로 고생하게 된다. 또한 태아를 비만 체질로 만들 수 있기 때문에 각별히 신경써야 한다. 출산 후 증가된 체중이 임신 전 체중으로 돌아오는 데 걸리는 기간은 대개 5-6개월 내외인데, 이 기간 동안 체중이 증가하거나 체중 감소의 속도가 없을 때는 체중에 신경을 쓰는 것이 바람직하다. 임신 중의 영양과잉으로 식성이 좋아져 음식을 많이 먹게 된다. 임신 때의 식성이 출산 후에도 이어져 만성적 영양과잉을 초래하게 되면 산후 비만이 악화될 위험이 높다. 또한 모유수유는 아이에게 정서적으로 좋은 영향을 줄뿐만 아니라 허벅지와 배 등에 축적된 지방을 소모시켜 준다. 출산 후 신체활동의 감소로 산후 몸조리를 우선으로 해야 하지만, 산후조리를 핑계로 좋은 음식만 먹고 기초운동도 안 할 정도로 누워 있으면 출산 후에도 체중은 빠지지 않는다. 그러다 정상체중을 회복하지 못한 상태에서 다시 임신을 하게 될 경우 산후 비만이 올 확률이 높아진다. 건강을 위해서라도 충분한 몸조리와 정상체중 회복 후에 임신하는 것이 바람직하다. 산후 비만이 심해지면 우울증 등으로 폭식하거나 영양가 많은 음식만 지나치게 섭취할 경우 출산 전 몸무게를 회복하기도 전에 비만이 되기 쉽다. 난산에 대한 보상심리 또는 산후 우울증 등으로 폭식하거나 영양가 많은 음식만 지나치게 섭취할 경우 비만에서 벗어나기 어렵기 때문에 초기 증세부터 주의를 기울여야 한다.

냉대하, 여성들의 종합적인 옥문병

여성들은 가장 소중한 곳에서 일어나는 문제를 부끄러워할 필요도 고민할 필요도 없다. 아주 옛날 우리 선조들은 그곳을 옥문(玉門) 즉, 아름다운 구슬문으로 표현했고 구름에 쌓인 신비한 계곡으로, 사랑의 문으로 오염되지 않게 깨끗하고 아름답게 단장하는 데 신경을 써 왔다. 이조시대 약방기녀들은 궁녀들과 함께 청결을 유지시키기 위해 봄철이 되면 애엽(艾葉)과 백반(白礬)을 3:1 비율로 맞사지하여 청결과 자궁 활약근 강화에 힘써 왔다고 한다.

그러나 현대인들의 냉대하는 어떻게 할까. 폭넓게 보면 냉대하란 여성생식기에서 분비되는 일정의 분비물을 말한다. 여성의 성기 중 질, 자궁, 난관 등은 점막으로 되어 있어 항상 얼마간의 분비물은 자연적으로 나와 점막이 마르지 않도록 해주지만 어떠한 원인으로 많아져 외음부까지 흘러 들어가 가렵거나 냄새가 나거나 불쾌한 증상이 생기면 병적 냉대하로 구분한다. 서양의학에서는 냉이란 의학용어가 없으나 동양의학에서는 국소적 혈행 장애를 냉 또는 대하증이라 한다.

냉대하의 증상 여부는 색깔이나 상태로 병을 진단하나 여성 성기의 기능 장애나 기질적 병으로 국소에 울혈이나 순환 장애로 점막 분비물이 많아지기에 일어난다.

첫째, 백대하는 흰 색깔의 대하를 의미하며, 코처럼 진하거나 콩

비지같이 덩어리져 나올 때이며, 자궁경부나 질에 염증일 때 항상 피곤하고 허리가 아프고 저리며 식욕이 없고 얼굴빛이 누렇다. 대부분 신장의 허약에서 많이 나타난다.

둘째, 황색의 대하는 노란색 대하를 의미하며 임균, 연쇄상구균, 화농균, 성기의 분비물이라기보다는 고름의 대하이다. 외음부가 붓고 아프며 가려움과 소변 시 통증이 있다. 요도, 방광염일 때 많고 성생활을 삼가해야 한다.

셋째, 적대하는 혈성 대하로 심장허약자에 많다. 자궁경부암, 자궁근종, 난소종양에서 많이 나타나며 세심한 주의가 요구된다.

넷째, 청대하는 푸르고 마치 녹즙과 같은 대하가 나오며 끈적이고 비린내가 난다. 정신적 자극을 받았을 때 많으며 옆구리가 아프고 추웠다 더웠다 반복하는 증상이 자주 나타난다.

다섯째, 검은색 대하는 예후가 불량하다. 자궁암 말기 썩는 냄새와 출혈을 겸한다. 자궁의 냉대하는 유산, 출산, 부부생활 등에서 나타나기에 청결과 신체허약을 보하며 깨끗지 못한 여인으로 인정받지 않도록 스스로 노력해야 한다.

이러한 증상이 보이면 금은화(金銀花차), 오수유(吳茱萸)차 등이 좋으며 자궁이 약하면 애엽(艾葉)과 구기자(拘杞子)차를 즐겨 마시면 도움이 된다.

가슴에서 민들레 꽃이 핀다

　사람의 젖가슴은 다른 포유류와 달리 흉곽에 붙어 있다. 참고로 고래는 대음순에, 소는 하복부에 붙어 있고 개, 말, 여우, 원숭이는 사타구니에 붙어 있다. 신체 해부학적으로 보면 가슴은 심장 위에 있으면서 마음자리로 인식된다. 흔히들 가슴이 설렌다, 가슴이 미어진다, 복장이 터진다, 가슴이 울렁거린다는 말까지 있는 것을 보면 가슴은 마음의 한 부분을 차지한다. 유방이 가슴에 붙어 있어서인지 유방 질환을 치료하는 병리적 규명도 신경증의 일부로 파악된다. 부인내들이 근심하고 성질을 잘 내고 억울한 일이 오랫동안 쌓이고 쌓이면 유방속에서 자라 새끼나 바둑돌과 같은 멍울이 생긴다고 동양의학의 최고의서인《동의보감》에 기록되어 있다. 이럴 때는 기를 통하게 하고 혈을 잘 돌게 하여 반드시 삭혀야 한다. 어떤 경우라도 환자의 감정에 맞추어 주어야 호전이 되며 기와 혈을 열어주면 낫는다. 침술학적 원리도 비슷하다. 가슴에 있는 유방의 두드러진살 부분을 지나가는 경락은 소화기를 뜻하는 위장경락이고 젖꼭지 부분을 통과하는 것은 간경락으로 유즙의 분비를 촉진한다. 간은 스트레스나 자율신경을 조절하며 근심과 스트레스는 간의 기를 막히게 하고 유선의 통로를 막아서 내부 순환 장애를 유발하고 멍울을 생기게 한다. 인체 내에는 오장육부의 각 기능의 역할이 있다. 간은 간의 역할이 있다. 여성성을 총괄하여 간과 위장의 역할을 조정하는 총사령관은 충맥이다. 충맥은 아랫배에서 출발하며 상승하면서 때에 맞게 피를 비어 있는 곳에 내려 채우고 다시 상승한다. 충맥은 여성을 유지하기 위하여 비워진 자궁에 먼저 혈액을 공급하고 남으면 젖가슴에 피를 공급하며 다시 상승하여 뇌에 혈액을 공급하게 되어 있다. 인체 내의 전반적인 혈액량이 부족한 데도 불구하고 지나치게 뇌가 많은 혈액량을 소모하면 자궁과 젖가슴은 비워져 생리도 불균형을 이루고 젖가슴도 빈약해진다. 이러한 생리, 병리적 관점에서 침구술은 설명한다.

인체 내의 경락은 단순히 기의 통로로 말해지지만 좀 더 구체적으로 말하면 인체 생명력인 원기의 통로다. 생명력이라 하면 애매하지만 진화론의 관점에서 보면 좀 더 분명해진다. 한 예를 들면 아일랜드고라니의 가지 뿔은 너비가 3.5미터에 달하는 것도 있다. 뿔이 암컷의 관심을 끌기 위해 과시용으로 커진다. 생식을 위한 생명력이 필요에 의해 구조적 변화를 유발하는 추진력으로 엄청난 뿔로 나타난 것이다. 이같은 외부 환경에 대한 적응력의 힘이 바로 생명력이며 원기이다. 침술이나 뜸은 원기를 이끌어내는 방식이 심플하다. 찌르는 자극과 쑥뜸의 자극으로 신경계를 흥분시키고 면역이 이물질이라 규정하여 원기의 이동을 촉진시킨다. 마지막으로 호르몬이 균형적인 에너지의 재분배를 완성하면서 이전의 평형상태로 돌아간다. 면역신경호르몬의 합동작용을 유발하여 에너지의 집중과 선택을 만드는 경우가 된다.

벽초 홍명희의 소설 《임꺽정》에 따르면 유방도 여러 가지 족보로 나눈다. 유두 함몰이 일어난 젖은 귀웅젖이고, 그중에도 최고는 대접처럼 생겨서 아래로 처지지 않고 탄탄한 것이 최고라 하여 대접젖이 최고로 친다. 젖가슴을 둘러싼 고유의 명칭도 재미있다. 젖가슴이 크게 내민 부드러운 부분은 젖통이, 젖무덤, 젖몸이고, 젖꼭지 주의의 거무스름한 부분은 젖꽃판, 젖무리라 하며 젖꼭지 주위의 좁쌀처럼 솟은 부분은 옴이라 한다. 근래에 동양의학적으로 유방성형을 한다는 것은 아마도 경락적인 원리적 기초와 미학에 입각한 것이다. 한약재의 접근방법은 일본의 한의사 시수도명이라는 학자가 쓴 《한방치료백화》에는 민들레, 특히 흰꽃이 피는 민들레 잎을 잘라보면 하얀 흰즙이 나오는데 유액과 비슷하다. 비슷한 기능의 식물이 비슷한 인체의 기능을 보충한다는 이류보류(以類補類)의 원리로 유선 관련 질환을 고치는 것으로 기록되어 있다.

《본초강목(本草綱目)》과 《동의보감(東醫寶鑑)》에서는 젖몸살, 젖앓이를 치료하는 것으로 기록되어 있다. 그러나 남성들이 복용을 하면 가슴이 부풀어 오르는 경우가 있으므로 참고해서 사용해야 한다.

어린이 비만과 식탐

우리나라가 먹거리를 걱정하던 시기는 대략 1950~1960년대이다. 이 시기에는 비만으로 고민하는 사람들이 소수에 불과했다. 지금보다 자녀 수가 많았던 당시에 아이들이 비만했던 경우는 더욱 드물었을 것이다. 그러나 먹는 것이 넘쳐나는 오늘날은 비만형 어린이들이 기하급수적으로 늘어났다. 몇 년 전 교육과학기술부는 우리나라 초, 중, 고교 비만 학생과 고도비만 학생이 매년 증가하고 있다고 발표한 적이 있다. 초, 중, 고교생 2명 중 1명이 주 1회 이상 햄버거나 피자 같은 패스트푸드를 즐겨 먹고 4명 중 3명이 주 1회 이상 라면을 먹고 있는 것으로 조사됐다.

어린 학생들의 비만 원인은 잘못된 식습관과 운동 부족 등이다. 잘못된 식습관에는 여러 가지가 있다. 편식과 폭식, 과도한 외식, 인스턴트 음식의 잦은 섭취, 과식과 폭식의 반복, 과량의 육류 섭취, 밤늦은 시간 야식 등이다. 특히 어린 학생들은 부모의 식생활의 영향을 많이 받고 이를 따라 하는 경향이 있으므로 부모가 좋은 본보기를 보여주면서 적절하게 지도해야 한다. 또한 운동 부족도 주된 원인이다. 학교나 학원 등에서 앉아 있는 시간이 많기 때문에 몸의 움직임이 적어져 결과적으로 섭취한 칼로리에 비해 소모한 칼로리가 적어지면서 체중이 과도하게 늘어나기 쉽다.《동의보감》〈외형편〉육문(肉門)을 인용하면 살은 비위(脾胃)에 속한다.《동의보감》에는 육속비위(肉屬脾胃)라고 기록되어 있다. 살이 찌고 여윈 것을 주관한다. 또한 육주비수(肉主肥瘦)라고 하여 혈(血)이 충실하고 기(氣)가 부족하면 살찌고, 기가 충실하고 혈이 부족하면 마른다고 했다. 따라서 많이 먹고 적게 먹음에 따라 비위에 속한 살에 영향을 줄 수 있으며 기가 부족하고 몸의 움직임이 부족하면 살찌기 쉽다.

　어린 비만 학생들은 성인에 비해 식탐이 강하고 식사 조절 의지가 약해 식사 조절이 어려울 때가 많다. 어린 시절 비만을 방치하면 또래보다 빠른 2차성장이 진행되어 소아당뇨, 성장 부진 등 성인으로 이어지는 비만 등 여러 가지 문제가 야윈 어린이보다 많이 발생할 수 있다. 전문가의 도움을 받아 다른 합병증상이 오기 전에 체중과 체지방을 효과적으로 감량할 수 있도록 관리하여야 한다. 관리 방법으로 식이요법은 잘못된 식사습관을 교정해 올바른 습관을 생활화 하도록 도와야 하며 또한 불규칙적인 식생활을 규칙적으로 바꿔 체력을 증진시키면서 서서히 체중을 감량할 수 있도록 조절해야 한다. 특히 불량음식을 일체 끊어야 한다. 라면, 햄버거, 햄 등과 같은 인스턴트식품과 가공식품 또한 절대 먹어서는 안 된다. 인스턴트식품이나 가공식품을 끊어야 하는 이유는 온갖 식품첨가물이 들어 있기 때문이다. 성장기 학생들의 카페인 음료를 끊어야 하는 이유는 카페인이 이뇨작용과 각성작용을 하기에 체내 수분이 과도하게 배설되는 것과 깊은 수면을 방해하는 것을 막기 위해서이다. 동물성식품을 끊어야 하는 이유는 동물성식품을 소화하는 과정에서 질소 노폐물이 생기기 때문이다. 음료 역시 카페인음료, 커피, 콜라도 마셔서는 안 되며, 음료를 마실 경우 보리음료나 둥글레음료 메밀음료 등이 도움이 된다. 적절한 운동을 규칙적으로 꾸준히 해서 체중 감량을 돕고, 성장기 학생들의 성장과 체력 증진에 보탬이 되도록 해야 한다.

어린이 성장 장애는 치료시기를 놓치지 말아야 한다

어린이들의 성장 장애는 같은 또래보다 적게 자라는 현상을 의미한다. 또한 성장 부진, 성장 지연이라고 하며《동의보감》에서는 오연(五軟) 또는 오지(五遲)라는 용어로 언급하고 있다.

성장 장애는 연령에 따른 키의 분포가 100명 중 세 번째 이하 1년에 4cm 미만의 속도로 성장, 현재의 키가 많이 작으면서 식욕 부진, 소화불량, 복통, 설사, 변비, 잦은 감기, 코막힘 등 소화기, 호흡기 질환이 잦은 경우 향후 성장 부진을 의심해 볼 필요가 있다.

성장 지연의 원인을 찾아보면 첫째, 선천적 요인 즉, 부모로부터 유전적으로 물려받은 체질이다. 엄마 키가 155cm, 아빠 키가 165cm 이하면 자녀에게 성장 장애나 성장 지연이 일어날 가능성이 높다. 임신 중 엄마의 신체적. 정신적 건강 상태도 아이의 선천적 성장 조건을 좌우할 수 있다. 둘째, 후천적인 요인으로 사회적 환경, 잘못된 식습관으로 인한 영양 부족 혹은 비만, 수면 부족, 운동 부족, 스트레스, 잦은 병 치레 등이다. 셋째, 어린이들도 잘 녹지 않는 지방을 가지고 있으면 안 된다. 즉 풀 발라 놓은 지방은 지방세포가 마치 풀이 칠해진 것처럼 무언가와 함께 엉겨 있는 상태를 의미하며, 이러한 원인은 온갖 식품첨가물, 질소 노폐물, 중금속 등이며 가공식품과 인스턴트식품을 많이 먹을수록 식품첨가물도 그만큼 많이 쌓인다. 동물성식품을 많이 먹을수록 이를 소화하는 과정에서 생긴 질소 노폐물이 몸에 쌓이게 된다, 오염된 환경에 노출될수록 중금속이 몸으로 들어온다. 이런 독소가 제때 배출되지 못하면 인체를 떠돌다가 어디엔가 쌓이는 데 가장 잘 침착되는 곳이 바로 지방세포이다. 결과적으로 독소가 많이 엉겨 붙은 지방일수록 저주받은 지방이고 저주받은 몸이 된다.

  음식은 적게 먹는 데도 살이 찌는 사람은 비록 체격은 비대해도 팔다리에 기운이 없으니 대개 소화기는 피로하고 찌꺼기는 넘쳐나기 때문이다.(동의보감 잡병편 내상문) 성장은 선천적 요인이 20%, 후천적 요인이 80% 정도로 후천적 노력에 의해 충분히 촉진될 수 있으나 미리 포기하지 말라는 의미다.

  그러면 키는 언제 자랄까? 보편적으로 출생부터 성인에 이르기까지 사람은 성장의 4단계를 거친다. 출생 후 만 2세까지 배 정도 자라는 1차 급성장기, 만 2세부터 사춘기까지 1년에 5~6cm가량 완만한 성장을 이루는 1차 완만 성장기, 사춘기 시작부터 2년 정도 신체적 심리적 변화가 큰 시기로 2차 성장을 나타내면서 1년에 7~15cm씩 급격한 성장을 보이는 2차 급성장기, 성장판이 닫히면서 사춘기 이후 완만하게 성장이 마무리되는 2차 완만 성장기로 구분된다. 이처럼 키가 크는 데도 시기가 있기 때문에 성장 치료는 적절한 시기를 놓치지 않는 것이 중요하다. 2차 성장기(사춘기)를 시점으로 성장판이 2-3년 후 닫히므로 여자는 초경, 남자는 변성기가 오기 전에 성장을 촉진하는 것이 좋다. 나이, 성장 부진의 정도, 허약한 기능, 영양 상태에 따라 개인에게 맞는 한약요법과 성장판을 자극하고 허약한 장부와 관련된 경락을 소통시켜 그 기능을 튼튼해지도록 하는 뜸, 침, 인체의 경락의 흐름을 원활하게 하고 원기를 북돋아주는 황제뜸, 성장판 주변 근육을 자극하고 강화시키는 운동요법 등이 도움이 된다.

  생활 중의 상식으로는 첫째, 잘 먹어야 잘 큰다. 잘 먹는다는 것은 많이 먹는 것이 아니라 성장에 필요한 영양소를 골고루 섭취하고, 단백질과 칼슘을 충분히 섭취하고 당분과 지방질은 지나치지 않도록 하되 적정 체중을 유지해야 한다. 둘째, 잘 놀아야 잘 큰다. 적당한 운동을 해주어야 한다는 것이다. 운동은 성장판을 자극해 뼈의 성장을 활발하게 하고, 성장 호르몬의 분비를 촉진시킴과 동시에 12경락을 자극한다. 셋째, 잘 자야 잘 큰다. 밤 10시에서 이튿날 새벽 5시 사이는 성장 호르몬 분비가 가장 왕성한 시간이므로, 밤10시 이전에 잠자리에 들고 수면을 취하는 것이 좋다. 수면 중에 90%가 큰다는 사실을 명심하고 충분한 수면을 취하도록 해야 한다. 넷째, 지나친 스트레스를 피해야 한다. 스트레스가 심하면 성장 호르몬 분비에 지장이 생겨 성장에 방해가 된다. 항상 긍정적인 마인드를 가질 수 있도록 성인들의 지혜가 필요하다.

어린이들의 아토피 피부염

옛날 말에 차라리 열 사람의 부인의 의원 노릇을 할 지언정 한 어린이의 의원은 할 수가 없다고 했다. 그만큼 어린이의 병은 치료하기가 어렵다는 의미다. 피부에 발생한 병은 피부로 발산시켜야 한다. 아토피는 치료하기 어려운 질병의 질환이다. 꽃가루, 먼지, 동물의 털, 찬바람 등 흡인성, 물질과 음식물이 알레르기 반응을 일으켜 생겨난 하나의 병명이다. 아토피는 80%는 정확한 원인을 찾지만 아직도 20%는 환경오염, 유전적환경적 면역체계 이상으로 추정한다. 동양의학에서는 태열(胎熱), 아토피 증상이 나타나는 증상도 다양하다고 본다. 아토피 피부염의 호흡기 증상으로 나타나는 천식, 아토피성, 비염 초기에 나타나는 아토피성 결막염에 이어 환절기에 순차적으로 나타나기에 알레르기 항진이라 한다.

아토피 피부염 예방법은 다음과 같다. 첫째, 스트레스나 자극적인 행동은 피한다. 둘째, 실내 적절한 습도 유지, 목욕 후 보습제를 이용한 피부건조 예방, 자극적인 세제 사용 금지, 화학섬유보다 면 옷 입히기, 땀 흘리는 운동은 피하는 것이 좋다. 긁으면 더욱 가렵기에 예방한다.

아토피 치료에 도움이 되는 방법으로는 정전기가 일어나는 옷보다 면옷을 입는다. 비누 사용을 체질에 맞게 한다. 음식물도 피자, 인스턴트 음식, 과자, 우유, 치즈, 돼지고기, 닭고기, 맵고 짜고 기름진 음식을 피한다. 카페트, 천소파, 메트리스, 침대, 페인트칠 냄새, 솜이불, 집먼지, 진드기, 동물의 털을 피한다. 스프레이 제재를 발라 안정을 취하고 체질에 맞는 약물복용, 또한 삼림욕을 일주일 2-3번 정도를 하면 몸과 폐기능 보호에 도움이 된다. 또 공기 청정기로 환기시키고 건강차를 음용한다. 가렵다고 보습제만 믿고 있으면 증상을 악화시키기에 주변을 청결히 하고 음식도 주의해야 한다. 상처가 심하면 식사를 담백하게 하는 것이 도움이 된다. 어린이들의 아토피는 민간요법만 의지하다 악화되는 경우가 허다하므로 전문가의 도움을 받아 근본적인 치료가 선행되어야 사후의 부담을 덜 수 있다.

동양의학적인 면에서는 아토피를 크게 세 종류로 구분한다. 첫째, 피가 탁한 아토피로 얼굴이 붉고 가렵고 부분적 진물로 굳어진다. 둘째, 비 위장이 나쁜 아토피로 인스턴트, 육류를 즐기며 안면이 붉고 부어 있는 듯한 피부염으로 열기가 많다. 셋째, 호르몬 부족 아토피로 만성으로 진행하여 피부가 암갈색 각질 탈락, 가려움 등이 심하고 긁으면 출혈이 생기는 경우이다.

해독차로는 어혈을 풀어주는 당귀차, 식적을 풀어주는 맥아차, 몸속의 노폐물을 제거하는 메밀차, 오장에 쌓여 있는 찌꺼기를 녹여주는 무차 등을 수시로 마시게 하면 도움이 된다.

어린이들의 정서 불안

아이들이 비정상적으로 과잉행동을 보이거나 주의가 산만한 주의력 결핍과 과잉행동 장애는 이제 주위에서 어렵지 않게 볼 수 있는 질환이 되었다. 초등학교 한 학급에 두세 명 이상이 될 정도라고 하니 그냥 넘어가서는 안 될 것이며 어릴 때 바로잡아야 한다. 아이들은 잠시도 가만 있지 못해 계속 움직이고 말이 너무 많으며 참고 기다리는 것이 힘든 증상을 보인다. 또한 다른 아이들의 질문이 미처 끝나기도 전에 대답하고 다른 사람을 곧잘 방해한다. 주의집중을 못해 멍하게 있을 때가 많고 지시대로 잘 따라 하지 못하며 물건을 잘 잃어버리고 약속을 잘 잊어먹기도 한다. 이러한 일로 학업수행이 어려워져 학년이 올라갈수록 학습부진을 일으킨다. 친구들과의 교우관계에도 문제를 일으켜 정서발달 장애가 초래되기도 한다. 이러한 경우를 동양의학에서는 양은 강하고 빠른 것을 주관하고 음은 부드럽고 조용한 것을 주관한다. 그러므로 음(陰)과 양(陽)이 충족되고 상호보완이 이루어질 때 인체는 건강을 유지할 수 있다. 소아의 오장육부는 여리고 생기가 왕성해 순양(純陽)이라고 한다. 어린이들은 성장과 발육이 빠르게 진행되기 때문에 양의 기운이 항상 넘치는 반면 성장에 필요한 물질인 음액(陰液)이 소모돼 부족할 수밖에 없다. 그러나 소아는 양이 항상 충분해 남게 되고 음은 항상 부족하면 많아진 양의 기운을 통제할 수 없어 흥분과 불안, 과잉행동, 초조 등의 증상이 나타난다. 이런 증상은 단지 양기만 왕성하기 때문에 나타나는 것이 아니라 음이 부족해 초래된 것이다. 동양의학에서는 부족한 것을 허(虛), 넘치는 것을 실(實)로 간주한다. 소아 때는 대부분 움직임이 지나치게 많고 충동적으로 행동해 정력이 왕성한 실증을 나타낸다. 정상적인 어린이에 비해 주의력 결핍과 과잉행동 장애가 두드러진 아이는 정신이 산만하고 기억력이 떨어지며 동작이 느리고 정신의식과 사유활동의 기능이 불완전하다. 과잉행동 장애의 근원은 허이고 나타나는 증상은 실인 것이다. 이러한 증상들이 오장육부와 관련이 있다. 서양의학에서는 인간의 정신활동이 뇌에서 이루어진다고 보지만 동양의학에서는 심장(心臟)이 정신활동의 주축이 된다고 본다. 기억, 사고 추리 같은 고도의 사유활동뿐 아니라 기쁨, 분도, 억울함, 부끄러움 등의 마음 상태도 심장이 주관하는 것이다. 그러나 이런 반응들은 심장 하나에 의한 것이 아니라 간장, 신장, 폐장, 취장 등 다른 기관들과 관련돼 다양한 형태로 표현된다. 따라서 오장 가운데 하나의 장부라도 이상이 생기면 의식과 마음, 심리 등에 악영향을 미쳐 언어, 동작, 행위, 사고, 인지에 변화를 일으킨다.

  그래서 어느 장부에 문제가 생긴 것인지를 먼저 판별해 치료해야 근본적인 효과를 볼 수 있다. 어린이가 갑자기 과잉행동을 하고 주위가 산만하다고 하더라도 문제가 생긴 장부에 따라 증상이 조금씩 다르다. 예를 들어 심장에 이상이 있으면 밤에 잠을 깊이 자지 못하며 꿈을 많이 꾼다든가 조그만 소리에도 예민하다. 간장이 문제면 갑자기 짜증을 많이 내고 폭식을 한다. 밥을 제대로 먹지 못해 성장이 늦다. 폐장의 이상은 항상 감기와 콧물, 기침, 편식 등으로 학습에도 집중력이 떨어진다. 신장 이상은 밤낮으로 소변을 자주 보며 심한 경우 잠들고 나면 소변 조절이 잘 안 되며 지능이 떨어지는 경우가 많다. 이처럼 일반적인 사람들이 보는 뇌의 질환으로 잘 알려진 과잉행동장애도 오장육부의 불균형을 참고하여 전문가의 도움을 받아야 한다.

어린이의 성장발달

옛날이나 요즘도 마찬가지로 조선시대에도 아이들의 발육이 늦으면 이를 문제가 있는 것으로 보고 자세히 관찰했다. 세계적으로 인정받는 《동의보감》〈소아문(小兒門)〉을 보면 소아가 말을 늦게 시작하는 것을 어지(語遲)라고 하였으며 걸음걸이를 늦게 하는 것을 행지(行遲)라고 하였다. 일반적으로 정상적인 범주에서 늦게 하는 것은 큰 문제가 되지 않지만 늦는 정도가 다소 심하거나 일반적이지 않다면 부모의 기혈 허약과 신기부족(腎氣不足) 또는 뇌 중추신경계의 손상으로 인한 영향일 수도 있다. 많은 사람들이 영양공급이나 정서적 안정, 운동, 수면, 정상적인 자세 등 후천적 요소들이 성장에 도움이 된다는 것을 알지만 실제생활에서 이를 잘 적용하기가 쉬운 것만은 아니다. 왜냐하면 아이들마다 개인적 기질과 특성들이 다르기 때문이다. 정상적인 성장이 부진한 아이들은 동양의학적으로 몇 가지 유형으로 살펴볼 수 있다. 첫째, 비위허약(脾胃虛弱)형이다. 위는 하루에 적어도 3-4번씩 섭취한 음식물을 받아들여 일시적으로 저장하였다가 위 내용물을 십이지장으로 연동운동을 통해 밀어내는 기관이다. 식음료의 양이 적고 허약한 아이가 여기에 속한다. 특징은 많이 먹으면 헛구역질 할 때가 잦고 자주 체하는 경향이 있다. 식사 전후에 복통을 호소하기도 한다. 둘째, 심허(心虛)형이다. 잠잘 때 조금만 소리가 들려도 잘 깨는 편이며 평소에도 그런 모습을 자주 보인다. 깜짝깜짝 잘 놀래며 짜증이나 신경질을 잘 낸다. 이런 유형의 아이들은 어릴적 야제(夜啼)(잠든 지 1-2시간 후에 갑자기 깨어나 불안과 공포감에 쌓여 울며 보채는 것)가 심했던 경우가 많으며 커서도 정서적으로 예민하며 깊은 잠을 잘 이루지 못한다. 셋째, 비습형(肥濕型)이다. 체중이 많이 나가고 잘 움직이기를 싫어하는 편이다. 고열량음식을 좋아하고 식사조절이 잘 안 되는 아이는 밖에서 활발하게 움직이며 운동하는 것을 좋아하지 않는다. 특히 단 음식을 많이 선호한다. 이런 유형의 아이들은 당장은 키가 작지 않더라도 다른 아이들에 비해 체중이 많아 2차 성장이 빨라질 가능성이 높고 결과적으로 성장이 빨리 마무리될 수 있기 때문에 주의가 요구된다. 넷째 신허형(腎虛型)이 있다. 허리와 다리에 힘이 약하고 잘 넘어지는 편이다. 평소에 추위를 많이 타며 소변을 빈번하게 보고 야뇨의 경향이 있을 때도 있다. 사지의 관절이 가늘고 약한 편이다. 동양의학에서는 이 같은 유형별 특성을 조절하고 보완할 수 있는 한약들이 많이 산재해 있다. 한약은 식물성이 주류를 이루므로 잘 활용하여 아이들이 허약한 부분을 보강해주면 얼마든지 건강하게 성장할 수 있다. 통상적으로 2차 성장의 경우 여학생은 초등학교 4학년 때 가슴의 변화를 시작할 때, 남학생은 초등학교 6학년 때 고환 크기의 변화를 시작으로 나타나는 경우가 많다. 아이들과 함께 하는 시간들을 많이 가지고 아이들의 상태를 잘 점검하고 아이들의 성장에 많은 영향을 주는 후천적 생활습관 등을 깊이 있게 챙겨주고 좋은 방향으로 개선시킨다면 건강한 성장발달에도 도움을 줄 수 있다.

소아들의 야뇨증

형제 자매 중에 어릴 적 자다가 이불에 지도를 그려 본 사람이라면 그때 당혹감을 자신은 이해할 수 있을 것이다. 가끔 그렇다면 웃고 넘길 수 있겠지만 자주 야뇨를 하거나 초등학교에 들어간 이후에도 야뇨증이 있으면 가볍게 여길 수만은 없는 문제이다. 대부분 야뇨는 아이들이 자라면서 자연스럽게 해결되는 경우가 많지만 5세가 넘어서도 야뇨가 심하면 아이와 부모 모두에게 큰 스트레스가 될 수 있어 하루 빨리 치료를 서둘러야 한다. 통상적으로 소아 야뇨는 5세 이후에도 수면 중 무의식적으로 소변을 보는 것을 말하며, 최소 3개월 연속 1주일에 2회 이상 오줌을 싸거나 이로 인해 아이의 생활에 심각한 지장을 주는 경우이다. 통계적으로 소아의 10-15%는 5세가 돼도 소변을 가리지 못한다. 이들 중 대부분은 나이가 들면서 점차 가리게 되지만 1% 정도는 15세에 가서도 가리지 못하는 경우가 있다. 통계적으로 남아가 여아보다 야뇨 비율이 높다. 야뇨가 있는 아이는 정신적으로 위축돼 단체생활이나 유치원, 학교생활을 하는 데 지장을 초래할 수 있다. 동양의학적으로 보는 야뇨의 원인은 첫째, 선천적으로 기운이 부족해 방광(膀胱) 기운이 약하고 냉한 경우다, 신기(腎氣)가 떨어져 발생하는 사례가 많으며 특징은 오줌줄기가 힘이 없고, 자주 많은 양의 소변을 보며, 추위를 많이 타며, 손발이 다른 아이들에 비해 차며, 따뜻한 것을 좋아한다. 개선방법은 신의 양기를 보충하고 방광기능을 돕는 한약을 쓰면 된다. 둘째, 소화기와 호흡기계의 기운이 약한 경우가 있다. 비(脾)와 폐(肺)는 인체에 기를 공급하고 수분 대사에도 관여해 야뇨와 관련이 있다. 특징은 아이가 땀을 많이 흘리고 자주 숨이 가쁘며, 쉽게 피로를 느끼고 무기력하다. 밥맛이 없고 편식을 하며 배가 자주 아프다고 호소한다. 개선방법은 소화기와 호흡기계의 기(氣)를 보충하고 방광의 기를 튼튼하게 하는 한약을 써주면 된다. 셋째, 심리적인 문제도 원인이 된다. 어린이가 너무 긴장한다던가 불안한 감을 받으면 기운 소통이 원활하지 못해 간경(肝經)에 열이 울체되어 야뇨가 발생할 수 있다. 성격이 조급하고 얼굴이 붉으며 시원한 것을 좋아하고 눈이 잘 충혈(充血)되는 특징을 보인다. 이러한 경우는 간경의 열이 소통되지 않고 쌓여 있는 경우 간열(肝熱)을 풀어주는 한약을 쓰면 된다. 일반적으로 가정에서 할 수 있는 관리방법은 잠들기 2시간 이후는 가급적 수분 섭취를 제한하고, 잠자기 전 소변을 봐 방광을 비우도록 하며, 낮에는 탄산음료와 카페인 등이 함유된 음료수는 피하되 충분한 양의 수분을 섭취하도록 한다. 특히 어린이가 야단을 맞거나 피곤할 때, 스트레스가 많을 때 야뇨가 심해지는 경향이 있어 이런 상황은 가급적 피하는 것이 도움이 된다.

뼈는 밤에만 자란다

뼈 성장은 최소 90% 이상 밤에 자란다. 아이들은 하룻밤 자고나면 키가 훌쩍 커진다는 얘기를 흔히 한다. 이것이 사실임이 과학적으로 입증됐다.

미국 위스콘신 대학 수의과대학의 노먼 윌스먼 박사는 뼈는 24시간 계속해서 자라는 것이 아니라 잠잘 때와 쉴 때만 성장한다는 사실이 동물실험을 통해 확인되었다고 밝혔다.

윌스먼 박사는 〈소아정형외과학 저널〉 최신호에 발표한 연구보고서에서 양의 경골에 미니 센서를 외과적으로 심어 넣고 관찰한 결과 잠잘 때와 누워서 쉴 때 뼈의 성장이 최소한 90% 이상 이루어진다는 사실이 밝혀졌다고 말했다.

가장 흥미로운 사실은 뼈는 양이 누워 있을 때 성장하고 서 있거나 돌아다닐 때는 거의 자라지 않는다는 것이며 이는 다른 동물이나 사람도 마찬가지일 것이라고 윌스먼 박사는 밝혔다.

뼈가 밤에만 성장하는 이유는 걷거나 서 있을 때는 골단에 있는 연골로 이루어진 성장판이 압박을 받아 성장이 억제되고 누워 있을 때는 이러한 압박이 사라지기 때문이라는 것이 윌스먼 박사의 설명이다.

성장판은 마치 스프링 같아 걷거나 서 있을 때는 압박과 압력을 받지만 잠 자거나 누워 있을 때는 이러한 압박이 느슨해져 다시 자라기 시작한다는 것이다.

윌스먼 박사는 자라는 아이들이 아무런 이유 없이 밤중에 다리가 아프다고 호소하는 이른바 성장통도 밤에 뼈가 자란다는 사실을 뒷받침하는 것인지도 모른다고 지적했다.

이러한 성장통은 예방하거나 치료할 수 있는 방법이 전혀 없는 것이 아니다 동양의학적으로 강근골(強筋骨) 약들을 쓰면 성장통의 부담은 없어진다. 강근골 약에는 신장과 관련된 한약재들인 오가피, 속단, 두충, 우슬, 파고지 등이며 특히 속단과 두충은 허리부위의 반기정맥과 척추골몸통정맥을 포함한 척수의 정맥 등의 순환을 촉진시킨다. 또한 효능은 활혈지혈하며 비타민 E가 포함되어 있어서 보신제로 응용하여 사용할 수 있다. 우슬의 약리에는 자궁흥분작용, 이뇨작용, 혈당강하작용, 간기능개선작용, 콜레스테롤 강하작용이 있다. 따라서 우슬은 혈관을 수축시키거나 확장시킬 수는 없지만 체액을 혈관 쪽으로 강력하게 이동시킬 수 있다.